수면 밸런스

수면 밸런스

모든 건강의 근원은 숙면에 있다!

한진규 지음

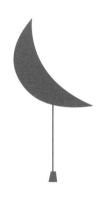

다선
라이프

한결같은 염려와 도움을 주고 계시는 부모님과
아빠가 자랑스러워서 의사가 되고 싶다는 아들 원준,
그리고 아내에게 이 책을 바친다.

성공의 묘약은 단잠이다

내가 수면에 관심을 가지게 된 것은 신경과 전공의 4년 차 때였다. 신경과 외래 진료를 하면서 두통 환자를 유심히 살펴보니 대부분의 환자가 수면 때문에 힘들어한다는 사실을 알게 되었다. 그들은 밤에 잠을 못 자거나 자도 개운치 않은 피로한 모습을 보였다. 항상 낮에 졸려 하는 환자도 많았다. 그때부터 내가 아는 범위 안에서 수면 치료를 병행했는데 이는 환자의 두통 해소에 상당한 도움이 되었다. 이후 국립보건원에서 공중 보건의로 일하면서 코골이 환자 또한 수면장애와 관련이 깊다는 사실을 깨달았다. '씨펩CPAP'이라는 코골이 치료 기계가 있다는 것도 이 때 알게 되었다. 당시 이비인후과에서는 대부분의 코골이 환자를 수술로 치료했고, 호흡기 내과에서는 씨펩 치료를 했다.

당시 궁금했던 점은 똑같은 코골이 환자인데 왜 어떤 환자는 수술 치료를 받고, 다른 환자는 씨펩 치료를 받느냐는 것이었다. 하지만 어떤 의사 선생님도 이러한 궁금증에 시원한 답변을 주지 못했다. 그때 나는 "아, 우리나라에서 수면 분야는 아직 미개척

학문이구나"라고 생각했다. 그리고 이러한 궁금증을 해소하기 위해 미국 유학을 결심했다. 미국에서도 3위 안에 드는 클리블랜드 클리닉Cleveland Clinic에서 수면학을 공부하기 시작했다.

공부를 하면서 당시 미국 내 수면클리닉 숫자가 5천 곳이 넘는다는 사실에 놀랐고, 미국 국민 대다수가 수면에 대한 높은 상식을 갖추고 있으며, 실생활에도 수면에 대한 배려가 곳곳에 배어 있다는 점에 다시 한 번 놀랐다. 귀국 후 모교인 고려대학교 병원에서 다시 일하게 된 나는 10년째 단 한 개의 수면검사실만을 운영하고 있는 모교 병원과 미국 유수 대학 병원들의 시설 차이를 절감하고 그 실상에 한숨이 나왔지만, 한편으론 대한민국의 수면 발전을 위해 최선을 다해야겠다는 의지가 확고해졌다.

우선 일반인들을 대상으로 하는 대중 강연 및 의사 선생님들을 대상으로 하는 교육을 많이 하면 할수록 수면에 대한 인식이 바뀔 것 같아 어디라도 수면에 관심을 보이거나 강의를 부탁하면 주저하지 않고 달려갔다. 물론 상황에 따라 무료 강의도 많이 했다. 이렇게 1년 정도 노력과 정성을 기울인 결과, 의사 선생님들은 수면의 중요성을 실감하기 시작했다. 또한, 언론을 통해 외국의 사례와 발표들이 알려지면서 일반 대중들 사이에서도 수면에 대한 인식이 많이 높아지는 것을 느낄 수 있었다.

그러던 중 우리나라에도 세계 어디에 비교해도 손색이 없는 전문 수면센터가 있었으면 좋겠다는 마음이 절실해졌다. 이러한 계기로 2005년도에 서울수면센터를 개원했고, 현재 10년이라는 세월이 흘렀다. 이비인후과 원장이 아닌 신경과 의사가 운영하는 수면센터는 아직도 서울수면센터가 유일하지만, 지금은 국내에도 여러 수면센터가 있다.

그러나 안타깝게도 우리는 여전히 수면 후진국에 머물러 있다. 단적으로 잠 안 자고 공부하는 풍토를 보면 알 수 있다. 개개인의 수면량과 수면 리듬을 고려하지 않고 무조건 고3만 되면 4~5시간으로 수면 시간을 줄이고 밤새워서 공부하는 것이 당연한 듯한 사회 분위기, 새벽 1시까지 아이들을 잡아 놓고 교습하는 것을 자랑으로 내세우는 학원들, 대다수 학생이 수업 시간에 평균 2~4시간씩 엎드려 자는 나라, 그래도 문제로 삼지 않고, 조치를 취하지 않는 교육 당국, 온 나라 학생들이 만성 수면 부족으로 공교육이 제대로 설 수 없는 나라. 직장에서도 마찬가지다. 회식과 야근으로 인해 늦게 잠자리에 들지만, 다음 날 출근 때문에 일찍 일어나 항상 수면 부족에 시달리는 샐러리맨. 밤을 새우거나 늦게까지 일하면 칭찬받는 문화. 세계에서 수면시간이 가장 짧은 나라 중 하나로 꼽히는 대한민국. 대한민국은 현재 피곤하다.

대한민국은 온 국민이 만성 수면 부족에 시달리고 있다. 절대적인 수면시간이 모자란 상태다. 많은 이들이 늦게 잠자리에 들고, 적게 잔다. 정상적으로 자는 사람들을 오히려 게으르다고 여긴다. 필요한 수면시간보다 1시간 적게 자면 그다음 날 업무나 학업 효율이 30% 떨어진다는 것을 모르고 있기 때문이다. 또한, 늦게 자면 같은 시간 잠을 자도 깊게 잠들지 못해 피로가 쌓이게 된다.

그렇다면 당신의 수면 상태는 어떠한가?

수면 자세를 보면 그 사람의 수면의 질을 알 수 있다. 우선 똑바로 정자세를 유지하지 못하고 자는 사람들은 수면 중 호흡에 문제가 있을 가능성이 높다. 이런 이들은 주로 입을 벌리고 자거나 심한 이는 엎드려 자기도 한다. 이때 입 벌리고 자는 사람들은 호흡에 문제가 있어 비강 호흡을 못 하고 구강호흡을 하는 것인데 그 원인 파악해서 치료하지 않고 억지로 입을 다물게 하면 호흡 문제는 오히려 악화되고, 심하면 심혈관 문제가 발생할 수도 있다. 이런 이들은 호흡 패턴이 불규칙하여 잠을 많이 자도 피곤할 수밖에 없고, 당연히 일의 능률은 떨어지게 된다. 나도 모르게 옆으로 자는 자세가 되며, 자도 자도 피로가 가시지 않는다면 이는 명백한 수면장애다. 이런 사람들은 아무리 열심히 일하고 공부해도 밑 빠진 독에 물 붓는 격이 된다는 것을 알아야 한다.

잠이 드는 데는 별문제가 없지만 잠든 지 몇 시간 안에 깨서 다시 잠들지 못하는 사람, 밤에 잠을 푹 잔 것 같은데도 낮에 계속 졸린 사람 또한 수면장애일 가능성이 높다. 옆에서 꾸벅꾸벅 졸거나 언제 어디서든 머리만 닿으면 자는 사람들은 과수면 상태인 것이다. 결코, 잠을 잘 잔다고 볼 수 없다. 이들은 십중팔구 코를 골거나 입을 벌리고 잔다. 수면의 질이 좋지 않으면 항상 피곤하고 언제 어디서든 졸게 된다. 이러한 증상이 있는 사람들은 적절한 치료를 받아야만 깨어있는 시간에 제대로 된 능력을 발휘할 수 있다.

당신의 아이는 어떠한가?

엎드려서 입을 벌리고 자고 있지는 않은가? 자면서 온 방을 휘저으며 난리를 피우지는 않은가? 전체 소아의 25%가 수면장애를 앓고 있다. 특히 소아기에 잠은 성장, 뇌 발육, 면역 기능 그리고 감성을 형성하는 데 매우 중요한 역할을 한다. 성장 호르몬은 깊은 잠을 자는 첫 단계, 즉 잠들고 나서 1시간 정도가 지난 뒤에 가장 많이 분비된다. 작은 키에 집중력이 떨어지며 주의력이 산만한 아이들의 40~50%가 수면장애를 호소하고 있다. 당신의 수면에 대한 관심이 당신 아이의 인생을 바꿀 수 있다는 점을 명심해야 한다.

당신의 부모님은 어떠한가?

예전에는 대다수의 사람이 나이가 들면 잠귀가 밝아져 쉽게 깨고 깊이 잠들지 못하는 것을 당연한 노화의 과정으로 보고 대수롭지 않게 여겼다. 지금은 세상이 바뀌어 노화에 따른 수면 장애도 질병의 일부라 진단하고 수면 선진국에서는 치료를 시행 중이다. 특히 심혈관 질환, 즉 뇌졸중과 심장 질환 치료를 받는 모든 노인들은 반드시 수면 상태를 확인해봐야 한다. 잠이 들면 심장 박동수와 혈압 수치가 낮아지고, 깊은 잠(3, 4단계)을 통해 심장과 뇌가 편히 쉬게 된다. 따라서 부모님의 건강한 장수는 얼마나 깊은 잠을 자느냐에 달려있다.

잠은 우리 인생 전반에 걸쳐 가장 큰 영향력을 미치는 핵심 요소다. 그만큼 자신의 수면 상태를 정확히 인지하는 것은 무엇보다 중요하다. 따라서 이 책은 초반에 피츠버그 수면의 질 설문을 배치하여 독자 스스로 본인의 수면 문제점을 먼저 파악할 수 있도록 구성했다. 그다음 장에서는 일상생활에서 흔히 접하는 수면 장애 사례를 이해하기 쉽도록 유형별로 분류하여 제시했다. 또한, 곳곳에 수면과 관련된 기본 생리와 지식도 함께 정리해두었다. 뒷부분에는 삶을 살아가는 동안 꼭 필요한 수면 밸런스 수칙을 정리해두었다. 갓난아이부터 여든 노인에 이르기까지 수면에 대한 새로운 개념과 생각으로 변화의 의지를 갖고 실천한다면 지금까지와는 전혀 다른 새로운 삶이 펼쳐질 것이라 확신한다. 이 책이 그 변화에 자양분이 될 수 있기를 바란다.

한진규

제3장 우리의 잠을 방해하는 것들

제4장 수면 밸런스가 깨지면 일어나는 일들

제5장 **수면 밸런스 회복을 꿈꾸며**

제 1 장

단잠의 조건,
수면 밸런스

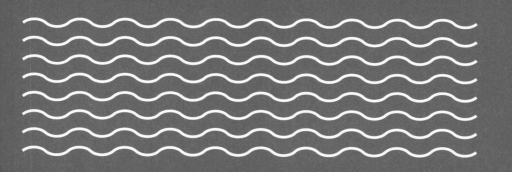

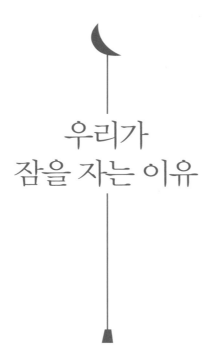

우리가
잠을 자는 이유

'좋은 수면'이란 무엇인가에 관해 이야기하기 위해서는 먼저 우리에게 수면이 왜 필요하며 수면을 통해 얻어야 하는 것은 무엇인지 알아볼 필요가 있다. 인간은 왜 잠을 자기 시작했을까? 잠자는 동안 우리 신체에서는 무슨 일이 벌어질까? 인간의 신체와 뇌 구조의 신비는 여전히 베일에 가려져 있기 때문에, 인간의 의식과 관련한 해석이나 정의는 뇌 과학자들 사이에서조차 분분하다. 뇌를 가진 대부분의 생물이 수면이라는 현상을 경험하지만,

그 기능 역시 명백하게 밝혀지지 않았다. 그러나 현재 우리가 알고 있는 뇌 과학의 지식만으로도 현대인이 안고 있는 수면 문제의 상당 부분을 해결할 수 있다. 따라서 본격적인 수면 밸런스를 측정하기에 앞서 현대 과학에서 말하는 수면과 그 역할을 다음과 같이 살펴보고자 한다.

① 뇌와 심장을 쉬게 한다

하루 24시간 중 뇌와 심장이 유일하게 휴식하는 때가 바로 잠자는 시간이다. 숙면 단계에서는 심장이 안정되고 혈압도 정상 범위로 내려간다. 뇌는 우리 몸에서 가장 에너지를 많이 소비하는 기관 중 하나인데, 평상시에도 매우 많은 에너지를 소비하며 열을 발생시킨다. 이때 발생하는 열은 자칫 뇌세포에 손상을 입힐 수 있다. 수면은 뇌가 과열되어 뇌세포가 손상을 입지 않도록 수면 중에 정기적으로 뇌를 쉬게 한다.

② 피로를 해소하고 세포의 신진대사를 돕는다

수면 중에는 성장 호르몬이 분비되고, 낮 동안 소멸된 세포의 회복과 재생이 이루어진다. 또한, 쉬지 않고 운동했던 근육과 내

장 역시 수면 중에 본래의 기능을 되찾고 피로를 해소한다. 성장
호르몬은 첫 번째 논렘수면 3단계에서 하루 분비량의 80%가 분
비되며 아이의 키를 크게 하고, 노인의 노화를 방지한다. 논렘수
면에 대해서는 이후 상세하게 설명하도록 하겠다.

③ 면역력을 강화시킨다

수면은 질병을 일으키는 바이러스 등으로부터 우리 신체를 지
킬 수 있는 면역력을 높여준다. 감기와 같이 가벼운 증상의 가장
좋은 치료법이 '충분한 수면'이라는 사실을 모르는 사람은 없을
것이다.

④ 생리 주기를 맞추는 생체 시계의 역할을 한다

인간의 생체 시계는 자연과 환경에 맞추어 생활리듬과 체온을
조절하는데, 이 생체 시계가 제대로 작동하도록 돕는 것이 바로
수면이다.

⑤ 기억을 정리하고 저장한다

인간의 뇌는 깨어 있을 때 오감을 통해 얻은 다양한 정보를 수면 중에 정리하고 장기 기억으로 저장하는데, 우리가 공부하고 학습한 내용을 보존하는 것 역시 수면 중에 이루어진다. 따라서 수험생이나 중요한 시험을 앞둔 사람들에게는 학습시간만큼이나 수면시간이 중요하다.

⑥ 얼굴의 윤곽을 형성한다

놀랍게도 우리 얼굴의 윤곽과 틀은 자는 동안에 형성된다. 잠을 어떻게 자느냐에 따라 얼굴의 형태가 달라지고 '호감형'의 얼굴과 '비호감형'의 얼굴이 결정된다.

⑦ 성 기능을 유지한다

수면의 역할 중 하나가 성 기능을 유지하는 것이다. 특히 남성들은 정상적인 렘수면에 도달하면 발기가 되면서 성 기능이 유지된다.

위와 같이 수면은 인간의 거의 모든 신체 영역에 관여하고 있으며, 인간의 신체 기능을 좌우한다고 해도 과언이 아니다. 우리가 흔히 오해하는 것처럼 '합격은 엉덩이와의 싸움'이라고 조언하는 것은 수면이 학습에 미치는 영향을 지나치게 간과해서 벌어지는 일일 것이다. 나아가 얼굴의 형태라든지 성 기능에까지 영향을 미친다는 사실을 알고 있는 독자는 많지 않을 것이다. 그만큼 수면의 역할이 큰 것이다.

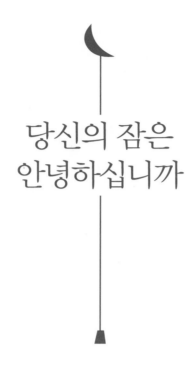

당신의 잠은
안녕하십니까

수면은 몸의 휴식과 회복, 학습 능력의 향상과 외면적인 아름다움에까지 영향을 미친다. 그렇다면 우리는 이토록 우리 몸의 전반적인 기능을 책임지고 있는 수면을 얼마나 충분하게, 좋은 질로 누리고 있을까? 이를 확인할 수 있는 좋은 지표가 있다. 바로 피츠버그 수면의 질 지수(PSQI)다. 피츠버그 수면의 질 지수는 1989년 피츠버그대학의 정신의학과 교수 다니엘 바이시(Daniel J. Buysse)가 개발한 조사 방법으로, 수면의 질과 수면 방해로 인한 일시적 변화를 측정하는 데 효과적이어서 세계적으로 가장 많이 활용된다.

한 달간 일반적인 수면 질과 수면의 불편 정도를 측정하는 자기보고식 질문지로, 책을 읽기 전 본인의 수면에 대한 객관적인 평가를 해 보고, 본인에게 문제가 되는 수면장애를 해결하는 기회로 삼아보자.

피츠버그 수면의 질 지수

다음은 지난 한 달 동안 어떻게 잠을 잤는지 수면 습관을 살펴보는 질문이다. 해당되는 항목에 체크해보자.

	전혀 없음	0~1회	1~2회	3회 이상
1. 지난 한 달 동안 잠자기 힘들 때가 있었나? 있었다면 얼마나 자주 있었는가?				
2. 어떤 이유에서 잠들 수 없었는가?				
a. 30분 이내에 잠들 수 없다.				
b. 한밤중이나 새벽에 자주 깬다.				

c. 화장실에 가려고 일어난다.				
d. 편안하게 숨을 쉴 수 없다.				
e. 기침을 하거나 시끄럽게 코를 곤다.				
f. 너무 춥다.				
g. 너무 덥다.				
h. 통증이 있다.				
j. 기타				
3. 지난 한 달 동안에 잠들기 위해 얼마나 자주 약을 먹었는가?				
4. 지난 한 달 동안 운전을 하거나 식사 또는 사회 활동을 하는 동안 얼마나 자주 졸음을 느꼈는가?				

	매우 좋음	좋음	나쁨	매우 나쁨
5. 지난 한 달 동안 일을 할 때 집중할 수 있었는가?				
6. 지난 한 달 동안 당신의 전반적인 수면의 질은 어느 정도라고 평가하는가?				

점수 − 전혀 없음/매우 좋음: 0 | 0~1회/좋음: 1 | 1~2회/나쁨: 2 | 3회 이상/매우 나쁨: 3
(5점 이하: 정상 | 5~10점: 질이 안 좋은 수면 양상 | 10점 이상: 전문의 상담을 요함)

자신이 체크한 점수의 총합이 5점 이상이라면 수면의 질이 저하되었음을 의미한다.

나의 주간 피로 지수는 얼마일까?

다음의 설문은 주간 피로 지수를 측정하기 위한 것으로, 자고 나도 항상 피로하고 졸음 때문에 낮 동안의 일정에 영향을 받는 지를 확인하는 테스트다.

	졸리지 않음	조금 졸림	상당히 졸림	매우 졸림
1. 앉아서 독서할 때				
2. TV 볼 때				
3. 공공장소에서 하는 일 없이 가만히 앉아 있을 때				
4. 한 시간 이상 계속 운행 중인 차 안에서 승객으로 앉아 있을 때				
5. 오후에 쉬면서 혼자 누워 있을 때				
6. 앉아서 상대방과 대화할 때				

7. 술을 마시지 않고 점심 식사 후 조용히 앉아 있을 때(성인만 대답 − 미성년은 해당 사항 없음)				
8. 차에 타고 몇 분 동안 신호를 기다리고 있을 때				

점수 − 졸리지 않음: 0 | 조금: 1 | 상당히: 2 | 매우: 3
(0〜10점일 경우: 정상 | 13점 이상일 경우: 전문의 상담과 정밀검사 요망)

점수 합계가 10점을 넘는다면 낮 동안에 병적으로 졸음에 시달리고 있다고 볼 수 있다. 수면 전문의를 찾아가 상담해 보아야 한다.

피츠버그 수면의 질 지수와 주간 피로 지수 설문을 통해 평상시의 수면의 질과 낮 동안의 피로도가 어느 정도 수준인지, 본인의 수면 패턴이 정상인지 아니면 비정상 범주에 속해 있는지 확인할 수 있을 것이다. 만일 비정상 범주에 해당된다면 이 책을 통해 본인의 수면 패턴을 해결할 수 있는 방법과 나에게 맞는 수면 밸런스를 찾을 수 있을 것이다.

수면 밸런스의 첫 번째 조건: 렘수면과 논렘수면

수면 밸런스를 찾기 위해 알아야 하는 개념 중의 하나가 '렘수면(REM Sleep)'과 '논렘수면(Non-REM Sleep)'이다. 수면은 크게 렘수면과 논렘수면 두 종류의 상태로 크게 나눌 수 있는데, 이 책에서 이야기하는 많은 수면 개념들을 이야기하기 위해서 반드시 이해해야 하는 용어다.

뇌가 깨어 있는 상태, 렘수면

렘수면의 렘(REM)이란 'Rapid Eye Movement(급속 안구 운동)' 의 약어로, 수면 중에 몸은 움직이지 않고 눈꺼풀 아래에서 안구 가 활발하게 움직이는 상태를 말한다. 렘수면 중에는 안구뿐만 아 니라 손발도 이따금 움찔거리는 경우가 있다. 그러나 근육이 완전 히 이완된 상태라서 기본적으로는 움직일 수가 없는 상태이다. 신 체는 축 처져 있고 힘이 빠져 있지만, 뇌에서는 각성에 가까운 뇌 파가 발생하고 생리적으로는 흥분 상태라서 호흡이나 혈압이 불 규칙하고 심박수도 증가한다.

렘수면은 파충류에서는 볼 수 없고 포유류 및 일부의 조류에서 나타나기 때문에 진화된 수면 형태로 볼 수 있다. 인간의 경우는 태아기부터 렘수면이 나타난다. 신생아는 수면의 약 50%가 렘수 면이며, 만 4세가 될 무렵까지 그 비율이 점차로 줄어들다가 건강 한 성인이 되면 렘수면 비율이 20~25%로 안정된다. 중년이 되 면 다시 렘수면이 줄기 시작하는데, 노년기가 되어도 수면시간의 15~20%는 유지된다. 그 이유는 렘수면이 뇌간에서 발생하고 뇌 간에는 수면 중 호흡을 관장하는 호흡 중추가 존재하는데 이 기 능은 사망 직전까지 유지되기 때문이다.

푹 잠이 든 상태, 논렘수면

논렘수면은 렘수면 이외의 수면 상태를 가리킨다. 논렘수면 중에는 깨어 있을 때보다 근육이 이완되어 호흡과 심박수가 느려지고 혈압이 낮아진다. 쉽게 말해 '잠이 푹 들어 있는 상태'가 된다.

수면의 깊이에 따른 뇌파의 상태

제1단계 알파파(α파): 꾸벅꾸벅 조는 상태

⇩

제2단계 논렘수면 세타파(θ파): 얕은 잠이 든 상태

⇩

제3~4단계 논렘수면 델타파(δ파): 깊은 잠에 빠진 상태

수면은 그 깊이에 따라 4단계로 나누어지는데 제2단계 중간 정도에 해당하는 논렘수면에서 제3~4단계의 깊은 논렘수면에 이르는 수면 단계를 '서파(徐波, slow sleep, 델타파) 수면'이라고 한다. 잠꼬대는 모든 수면 단계에서 나타날 수 있지만, 여기저기 돌아다니는 몽유병은 서파 수면 단계에서 일어난다. 서파 수면 중에는 성장 호르몬의 분비가 활발해진다. 건강한 사람의 경우 잠이 들기 시작해서 3시간 이내에 서파 수면이 집중적으로 나타난다. 따라

서 몸의 긴장을 풀고 좋은 잠을 깊게 자는 것을 통해 신체의 피로를 해소하기 위해서는 잠들기 시작해서 처음 3시간이 중요하다. 낮 동안의 스트레스를 풀지 않거나 수면장애 상태에서 잠을 청하면 잠든 지 처음 3시간 이내에 서파 수면, 즉 깊은 논렘수면 상태에 이르지 못할 수 있다. 이 때문에 잠들기 전에는 나름대로 '잠자리 의식'을 갖거나, 편안하고 긍정적인 이미지를 떠올려서 긴장을 푸는 습관을 들이는 게 좋다.

논렘수면과 렘수면의 주기

앞에서 언급한 수면 단계를 주기에 따라 요약하면 다음과 같다. 잠들기 시작한 상태인 입면에서 초기 렘수면에 들어가기까지는 보통 50~70분 정도가 걸리며, 본격적으로 잠을 자게 되면 논렘수면 상태로 들어간다. 그 후로는 약 90분 주기로 논렘수면과 렘수면이 반복된다. 수면 주기 전반부에 렘수면은 5분 정도로 짧지만, 그다음 주기에는 10분 정도가 되고, 주기가 반복될수록 점점 더 길어져서 기상 시간에 가까워지면 20~60분 정도까지 길어진다. 다시 말하자면, 수면의 전반부에는 서파 수면(제3~4단계 논렘수면)이 더 길고, 후반부에는 렘수면이 더 길다는 얘기다. 이를 모두 더하면 성인의 경우 하룻밤 수면시간의 4분의 1은 렘수면, 4

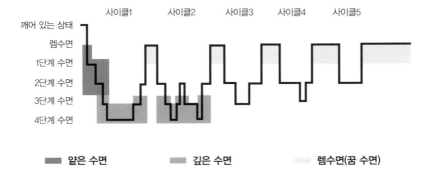

깨어 있는 상태
렘수면
1단계 수면
2단계 수면
3단계 수면
4단계 수면

■ 얕은 수면　　　　■ 깊은 수면　　　　■ 렘수면(꿈 수면)

분의 1은 서파 수면, 2분의 1은 제2단계의 얕은 논렘수면 상태라는 뜻이 된다.

그림에서처럼 시간이 지남에 따라 논렘수면은 수면의 단계가 낮아지고, 렘수면은 지속 시간이 길어진다.

한편 우리가 흔히 '가위에 눌렸다'고 하는 것은 렘수면 중에 어떤 이유로 의식은 깨어 있으나 근육이 이완되어 자신의 몸을 의지대로 움직일 수 없을 때 일어나는 생리현상이다.

개인적으로 나는 이 가위눌림을 고등학교 때 처음으로 경험했다. 그 후에도 여행을 가거나 잠자리가 바뀌면 가끔 가위에 눌리는 일이 일어났다. 그때마다 땀으로 몸이 흠뻑 젖은 채 불쾌한 기분으로 깨어나곤 했다. 그러나 의과 대학을 다닌 후 강의를 통해서 가위에 눌리는 것은 악령이나 심령 때문이 아니라 생리학적인 원인 때문이라는 것을 알게 되었다.

수면 밸런스의 두 번째 조건:
호흡

수면의 질을 결정하는 데 결정적인 역할을 하는 것은 다름 아닌 호흡이다. 숙면의 90%는 호흡이 결정한다고 해도 과언이 아니다. 수면 중 좋은 호흡을 방해하는 요소에는 여러 가지가 있는데, 그중 가장 큰 것이 '입을 벌리고 자는 습관'이다. 입을 벌리고 자면 무엇이 문제인가? 이에 대해 알아보자.

입으로 숨 쉬는 것이 좋지 않은 이유

수면다원 검사라는 것이 있다. 수면다원 검사란 수면장애에 대한 정확한 진단과 정도를 평가하는 검사로, 수면 중 뇌파와 안구운동, 하악 근전도와 다리 근전도, 코골이와 호흡, 호흡운동, 혈중산소포화농도를 측정하고 수면 중 생리학적 변화를 측정하여 낮 동안에 계속 졸음이 쏟아지는 환자나, 알 수 없이 불면증에 시달리는 환자, 수면 중 이상행동을 보이는 환자 등을 판정하는 데 중요한 역할을 한다. 수면다원 검사가 의료인에게 알려진 것은 20년이 채 되지 않으며 일반인들이 알게 된 것 역시 대략 10년 정도이다. 수면다원 검사를 통해 수면 중 뇌파가 깨는 원인 및 그 이유에 대해 많은 부분이 알려지게 되었다. 그 원인 중 가장 흔하고 빈번하게 발생하는 뇌파 각성은 입 호흡에 의한 것으로 밝혀졌다.

그렇다면 사람은 어떻게 입으로 호흡하게 되었으며, 왜 입 호흡은 뇌 숙면을 방해하는 것일까? 입 호흡을 하면 침이 바짝 마르게 되어 피곤함이 가중되는 상황을 떠올리면 이해하기 쉽다. 갓 태어난 아기는 코로 호흡한다. 사람은 영유아기까지 입으로 젖을 빨아 먹어야 하기 때문에 어쩔 수 없이 코로 호흡한다. 이때까지만 해도 입은 음식물을 섭취하기 위한 기관이고, 코는 숨을 쉬기 위한 기관이다. 사람 이외의 다른 포유류도 대부분 입과 코의 역할이 뚜렷하게 구별되어 있다. 사람이 입으로 숨을 쉬게 된 것은 진화 과정에서 언어를 습득함으로써 입과 기도가 연결되었기 때문이다. 아기도 말을 시작하게 되면 입 호흡이 가능해진다. 문명의 기반이라 할 수 있는 언어를 습득한 반면 건강을 해칠 수 있는 입 호흡의 가능성이 높아진 것이다.

수면다원 검사에서는 수면 중 한 시간 동안 뇌파가 10회 이하로 각성하는 것을 정상 범위 결과로 판독하는데 입 호흡, 즉 구강호흡을 하는 사람들은 20~50회 정도로 뇌파가 각성한다. 뇌파에서 3초 이내로 각성파가 나오면 본인은 깨는 줄 모르고 수면을 하지만, 기상했을 때 상당한 피곤함을 느끼게 된다. 물론 뇌파가 5초 이상 각성하면 본인이 깼던 것을 기억하고, 다음 날 자다가 몇 번 깼다고 말을 하게 된다.

불면증을 유발하는 구강호흡

우리가 일반적으로 말하는 숙면을 취하려면 '3단계 깊은 수면'이 전체 수면에서 15% 이상을 차지해야 한다. 이를 위해서는 시간당 뇌파가 깨는 횟수가 10회 이하로 유지되어야 한다. 구강호흡으로 인해 시간당 10회 이상 뇌파가 깨게 되면 피곤함이 가중될 뿐만 아니라 이 상태가 만성으로 진행되면 뇌파 분열이 발생하고, 수면 리듬이 깨져 불면증으로 진행된다. 만성 구강호흡으로 발생한 불면증은 초반에는 일반 수면제를 복용하면 약 기운으로 잠을 잘 수 있으나, 수면제가 입을 다물게 하지는 않기 때문에 시간이 지날수록 내성이 생겨 약효는 줄어들고 복용량만 점점 늘리게 된다. 수면제 복용 효과가 초반에 비해 점점 줄거나 약물 치료를 통해서도 증상이 개선되지 않는 수면장애 환자는 꼭 수면다원검사를 통해 호흡에 이상이 없는지 정확한 진단을 받아야 한다.

많은 사람이 '나는 늘 입을 다물고 자니까 문제 될 것이 없다'고 생각한다. 대부분의 사람이 '나는 코로 호흡한다'고 여기는데, 수면장애 환자의 90%가 실제로는 만성적인 입 호흡 상태에 있었다. 그들이 이런 착각을 하는 이유는 평소 낮에는 말을 하니까 코와 입으로 동시에 호흡을 하므로 어느 쪽으로 호흡을 하는지 신경 쓰지 않기 때문이다. 이것은 어느 쪽 턱을 이용하여 음식을 먹는가를 의식하지 않는 것과도 상통한다. 꽤 높은 비율의 사람들이 '식사 중에 주로 한쪽 턱만을 사용한다'는 통계가 있는데, 대부분의 사람이 자신은 양쪽 턱을 골고루 사용해 음식물을 씹는다고 믿는 경우와 같다.

코 호흡을 해야 하는 이유

코 호흡이 우리 건강에 이로운 이유는 무엇 때문일까?

코의 주된 역할은 호흡을 통해 깨끗한 산소를 몸 안에 유입시키는 것이다. 우리가 하루 동안 마시는 공기의 양은 무려 1만 리터가 넘고 호흡 횟수는 2만 번 이상이다. 이처럼 엄청난 양의 공기가 몸을 드나드는데, 거기에는 상당량의 먼지나 세균, 바이러스, 곰팡이 같은 이물질이 포함되어 있다. 이런 유해 물질들을 최전선에서 방어하는 기관이 바로 코다. 외부 공기의 습도와 온도 변화로부터 몸 상태를 일정하게 유지시키는 것도 코의 역할이다. 혈액순환이 풍부한 하비갑개(머리뼈를 구성하는 뼈 중 하나로, 코 뒤쪽을 가리킴)와 비중격(좌우로 코 안을 나누는 벽)은 항상 습기를 유지하고 있어 차갑고 건조한 공기가 들어오면 재빨리 습도와 온도를 높이고, 코털과 점액은 공기 중의 작은 먼지 같은 이물질이 몸 안으로 들어가는 것을 막아 폐의 깨끗함을 유지시켜 준다.

그러나 입 호흡을 하면 더럽고 차가운 공기가 여과 없이 기관을 통해 폐로 들어가 기관지 자극을 일으킨다. 또한, 작은 먼지와 세균, 바이러스, 곰팡이 같은 이물질들이 그대로 몸속으로 들어가는 것도 피할 수 없다. 구강 안에 유일한 방어벽은 타액(침)인데 그 또한 촉촉한 상태를 유지해야 비로소 면역세포가 제힘을 발휘할 수 있다. 그러나 입 호흡을 하면 입이 말라 입속이 건조해지고 면역기능도 약해진다. 입속이 말라서 위생적이지 못한 상태가 되면 구강 내의 유해균이 급속히 증식하여 충치나 치주병이 발생할 수 있고, 구취가 생겨 사람들과의 대화도 순조롭게 이뤄지지 못한다.

수면 중에도 입 호흡을 하게 되면 깨끗한 공기가 체내에 유입되지 못해 뇌가 제대로 숨을 쉬라고 뇌를 깨우는 각성파를 내보내게 되고, 이는 모든 수면장애의 시초가 된다. 입 호흡은 나이가 들면서 더 다양한 수면장애 패턴으로 진화될 수 있다. 뒤에서 보다 자세히 다루겠지만, 코골이 또한 구강호흡과 관련이 많다. 입을 다물고 코로 숨을 쉬면 코를 골지 않는다.

수면 밸런스의 세 번째 조건:
수면시간

　사람은 잠을 안 자고는 살 수 없다. 하루만 잠을 못 자도 생활 리듬은 엉망이 되고 만다. 이것은 우리가 상가(喪家)에 가서 하루만 밤을 새워도 느낄 수 있다. 좋아하는 게임에 몰입해 시간 가는 줄 모르다가 아침을 맞이해본 사람이라면 누구나 쉽게 공감할 수 있을 것이다. 그런데 많은 사람이 수면을 사치나 낭비로 여기며 잠을 줄여가며 어떤 일을 해야만 부지런하고, 성공할 수 있다고 생각한다. 바로 여기에 큰 함정이 숨어 있다. 우리가 대수롭지 않게 생각하는 수면 부족이 일상의 생산성과 안정성을 비롯해 건강과 생명까지 위협하고 있다. 최근에는 정신 건강뿐만 아니라 심혈관계 질환, 즉 고혈압, 심장병, 심지어 당뇨마저 수면과 관련이 깊다는 연구 결과가 속속 나오고 있다.

휴식 이상의 기능을 하는 잠

인간이 최고의 능력을 발휘하려면 하루 중 3분의 1에 해당하는 시간은 반드시 잠에 투자해야 한다. 인간의 뇌는 잠을 통해 신경 전달 물질을 재충전하는데, 이 신경 전달 물질은 기억과 학습, 문제 해결과 창의력, 비판 능력에 필요한 신경 네트워크를 자극하고 조직하는 데 필요한 전달자 역할을 한다. 우리 몸은 미세한 신경 세포들로 연결되어 있으므로 이 신경 전달 물질이 제 역할을 하는 것이 매우 중요하다.

특히 짧은 시간에 기억한 정보들은 대부분 밤에 장기간의 기억 장치로 전환되는데, 주로 꿈을 꾸는 순간에 이러한 작용이 생긴다. 렘수면은 보통 우리가 잠이 든 뒤 90~120분 사이에 이루어진다. 따라서 잠을 푹 자지 못한 사람은 말 그대로 뇌의 반만 작동한 셈이 된다. 렘수면은 하룻밤에 4~7회씩 약 77분 간격으로 나타나고 사람마다 차이는 있으나 2~4회 정도 계속 반복된다. 렘수면 동안에는 근육 긴장 완화를 비롯한 뇌 온도의 상승, 남성의 경우에는 발기 현상이 나타난다. 기억을 잘 저장하고, 감정과 감성을 심리적으로 안정시키는 과정도 이때 일어난다.

　단순히 눈을 감고 휴식하는 것으로 생각했던 수면이라는 메커니즘은 이처럼 신비롭고 중요하다. 사람에게 잠을 재우더라도 꿈을 꾸지 못하게 방해하는 실험을 하면 편집증을 일으키고, 성 기능의 감소가 나타나는 것도 이러한 이유 때문이다. 뇌의 양전자 단층 촬영 사진을 찍어 보면 렘수면 동안에도 깨어 있을 때만큼 뇌의 활성도가 올라가 있는 것을 알 수 있다. 잠이 단지 에너지를 보충하려는 휴식 상태가 아니라 정상적인 생활을 유지시키는 꼭 필요한 요소라는 사실이 다시 한 번 입증된 것이다.

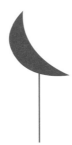

수면은 피로한 마음에 가장 좋은 약이다.

세르반테스

제 2 장

수면 밸런스를 깨뜨리는
코골이와 구강호흡

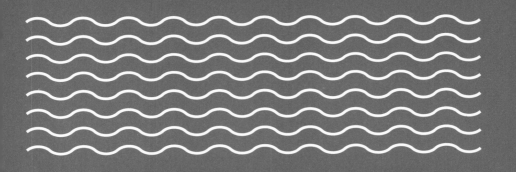

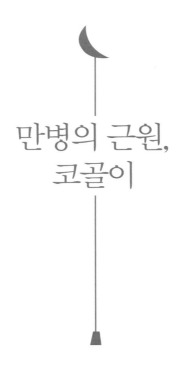

만병의 근원,
코골이

인류는 코로 숨을 쉴 수 있도록 만들어졌다. 그런데 코에 이상이 있거나 코와 입으로 연결된 중간 통로가 좁으면 입을 벌리고 자게 된다. 이렇게 잠을 자면 얼굴 구조상 혀가 뒤로 빠져서 저호흡(수면무호흡)을 유발하게 된다. 저호흡으로 잠을 자면 체내 산소량이 일정하게 유지되지 못해 몸이 개운하지 않아 더욱 빨리 호흡하거나 숨을 크게 쉬려고 본인도 모르게 노력하게 되고, 밤에 자주 깨서 깊은 잠을 못 자게 된다. 깊은 잠(수면 단계 중 3~4단계)

을 자야 잠을 잘 잤다고 할 수 있는데, 밤에 자주 깨면 3~4단계 수면에 들어갈 수조차 없다. 하루의 피로가 풀리고 근육을 이완시키며 혈압과 심장이 안정되는 것이 바로 이 3~4단계 수면에서 해결되는데 깊은 단계의 수면을 취하지 못하면 자고 나서 계속 피곤하고 근육도 뻣뻣해진다. 이런 질환을 가리켜 '상기도 저항 증후군'이라고 말한다. 이 질환은 수면 무호흡의 전 단계로, 주로 여성들에게 많이 나타난다. 숙면을 못 해 생기는 불면증, 소화 장애, 근육 뭉침, 관절염 등과 연관이 깊다.

나도 혹시 코골이일까?

다음은 몇 가지 증상과 습관을 통해 간단하게 살펴볼 수 있는 자가 코골이 진단법이다. 주변 사람들에게 자신의 수면 습관에 대해 물어보고 점수를 매겨 보기 바란다.

	아니다 월 2회 이하	거의 아니다 주 2-3회	약간 그렇다 주 3-4회	그렇다 주 4-5회
1. 주위로부터 코를 곤다는 말을 듣는다.				
2. 잠자리나 자세에 상관없이 코골이가 나타난다.				

3. 낮 시간에 졸음이 쏟아진다.				
4. 비만이라고 생각한다.				
5. 아침에 일어나면 약간의 두통 또는 현기증(어지러움)을 느낀다.				
6. 혈압이 높은 편이다.				
7. 성격이 예민해지고, 신체도 쉽게 피로해지며, 집중력도 많이 저하되고 있다.				
8. 운전, TV시청, 독서 또는 영화 관람 시 졸음이 밀려온다.				
9. 수면 중 숨이 차거나 심장 박동이 빨라지고 불규칙해지는 것을 느낀다.				
10. 수면 중 무호흡이 있다거나 밤에 자주 뒤척인다는 소리를 들은 적이 있다. 또는 본인이 그렇게 느낀 적이 있다.				

점수 - 아니다: 0 | 거의 아니다: 1 | 약간 그렇다: 2 | 그렇다: 3

0~2점에 해당한다면 정상 범주이나 3~5점이라면 병적 코골이를 의심해봐야 하고, 5점 이상이라면 전문의를 찾아가 상담해 보는 것이 좋다.

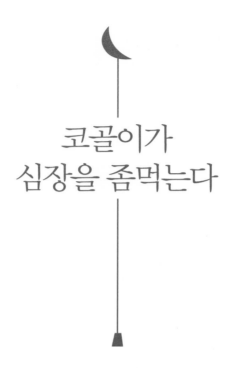

코골이가
심장을 좀먹는다

수면 무호흡 증세가 있는 코골이, 최 부장

최 부장(45세, 컨설팅 회사 간부)은 직장에서 유능한 상사로, 가정에서는 자상한 아버지로 인정받으며 안정된 삶을 꾸리고 있었다. 하지만 2년 전 그는 교육을 위해 캐나다로 아이들과 아내를 보내고 혼자 지내고 있는 신세다. 외로운 생활이었지만 그는 힘든 일이 있을 때마다 자식과 아내를 생각하며 누구보다 열심히 일을 해왔다. 그러던 어느 날부터 조금만 움직이면 왼쪽 가슴에 통증이 느껴지고 왼쪽 팔과 다리에 힘이 빠지면서 얼굴이 마비되고 말도 어눌해지는 뇌졸중 증세가 나타나 응급실을 찾게 되었다. 그동안 최 부장에겐 어떤 일이 있었던 걸까?

몸무게 95kg에 키 174cm, 병원을 찾은 최 부장은 비만형에 목이 짧고 퉁퉁한 인물이었다. 먼저 입원 뒤 시행한 검사에서 최 부장의 심장 기능은 33%로 정상인의 3분의 1 정도밖에 되지 않았고 폐동맥 고혈압 증세도 나타냈다. 왼쪽 경동맥 혈관은 40% 정도나 막혀 있어서 치료가 시급한 상황이었다. 대체 무엇이 최 부장의 심장과 뇌를 이렇게 돌이킬 수 없을 정도로 망쳐 버렸을까?

우선 가장 눈여겨 본 것은 최 부장에게 코골이, 즉 수면 무호흡 증세가 있다는 점이었다. 그는 평소 코를 자주 곤다는 이야기를 주위 사람에게 듣긴 했지만, 잘 때 대략 30초가량 숨이 멈추는 무호흡 증세가 있다는 말은 단 한 번도 들은 적이 없기 때문에 대수롭지 않게 생각했다고 말했다. 그러나 아침에 일어나면 몸이 개운하지 않았고 머리가 맑지 않아 띵한 느낌으로 출근할 때가 많았으며

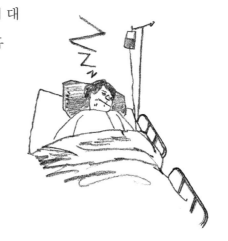

오후가 되면 심한 피로감을 느끼고 있었다.

그의 수면다원 검사 결과는 곁에서 지켜보기에도 딱할 정도였다. 그는 한 시간에 68회 이상 무호흡 증상을 나타냈고 그 때문에 정상인보다 산소 포화도(혈액 안에 산소가 포함된 정도)가 평균 20% 이상 떨어져 뇌파에 큰 영향을 주었다. 일반적으로 산소 부족이 심장과 뇌에 미치는 영향은 일반인들이 생각하는 것보다 훨씬 심각하다. 특히 코골이가 심한 사람의 경우, 만성적으로 발생하는 산소 부족 현상이 저산소증에 가장 민감하게 반응하는 폐동맥에 고혈압을 유발시켜 심장에 무리를 준다.

중년에게 더 가혹한 코골이

그동안 정상인의 3분의 1 정도밖에 기능하지 못하는 심장으로 숨을 쉬었으니 최 부장이 심부전을 갖게 된 것도 무리는 아니다. 더구나 그는 집에 들어가도 가족들이 없으니 저녁 식사 대신 술을 마시는 날이 대부분이었다. 밤은 그에게 무호흡으로 더욱 가혹하게 다가왔고 그 밖의 다른 위험인자(술, 담배, 음식, 운동 부족 등) 치료에도 소홀했기 때문에 증상이 더욱 악화되었다.

가족들과 오붓하게 지내다가 혼자 생활하게 된 데에서 오는 외로움과 공허감은 더욱 그의 어깨를 짓눌렀다. 자신이 돈 버는 기계로 전락한 게 아닐까 싶은 마음에 회사에서 활력도 하향 곡선을 그릴 수밖에 없었다. 아이의 교육과 미래도 중요하지만, 가족 구성원의 건강보다 더 중요한 일은 아무것도 없다.

　심장과 뇌혈관 치료를 받게 된 최 부장은 체중을 조절하면서 2개월에 걸쳐서 지속적으로 상기도 양압술(수면 중 기도가 안정적으로 유지되게끔 일정한 양의 공기를 주입함으로써 수면 중 안정적인 호흡을 유지시키는 치료 방법)을 받아 혈압을 낮추어 나갔다. 이후 심장과 뇌는 눈에 띄게 건강해졌고 오후에 피로한 느낌도 상당히 가시게 되어 이전처럼 활동적으로 생활할 수 있게 되었다. 아이 교육 때문에 생긴 기러기 아빠들을 볼 때마다 가장 근원적인 가족 건강의 중요성을 다시 한 번 생각해보게 된다.

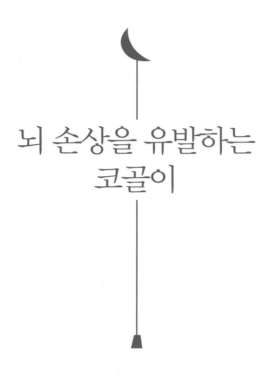

뇌 손상을 유발하는
코골이

사실 최 부장은 운이 좋은 경우에 속했다. 간혹 수면 무호흡증을 오래 방치해 두어서 뇌가 완전히 손상되어 복구하기 힘든 사람도 있기 때문이다. 그나마 최 부장은 일찍 병원을 찾아 큰 위험을 막을 수 있었다.

예전에 미국 수면학회에서 가장 주목했던 주제 중 하나는 '코골이 환자에게 생기는 수면 중 산소 저하가 과연 뇌에 어떤 영향을 미치는가'였다. 우선 쥐를 실험 대상으로 정하고 코골이 쥐를 만들어서 잠잘 때 평소보다 10% 적은 산소를 20초 간격으로 공급해 보았다. 그리고 몇 주 뒤 정상 쥐와 코골이 쥐의 뇌를 분석했는데 놀랍게도 코골이 쥐의 뇌세포는 재생 불능인 상태로 망가져 있었다.

치료를 받은 코골이 환자 중 대략 30% 정도가 계속해서 낮 졸음을 호소하고 더딘 증세 호전을 보일 때가 있다. 이들의 뇌는 이미 너무 오랫동안 저산소 상태로 있었기 때문에 신선한 산소를 많이 공급해 주어도 정상으로 되돌아오는 데 시간이 걸릴 수밖에 없다.

뇌세포는 산소를 영양분으로 먹고산다. 그런데 산소 부족 상태가 계속되면 산소에 예민한 뇌세포들이 망가지기 때문에 치료 후에도 당분간 낮에 피곤하고 졸음이 쏟아지게 된다. 따라서 코골이 치료에서 가장 중요한 것은 짧은 시간 내에 혈중 산소도를 올려주는 것이다.

재판석에서 졸던 위기의 김 판사

● 상당한 기간 김 판사는 심각한 졸음에 시달리고 있었다. 밤에 충분히 자는데도 불구하고 오후만 되면 참을 수 없는 졸음이 밀려들었고, 심지어는 재판 도중에도 졸기 시작했다. 졸다가 용의

자나 증인의 증언을 듣지 못해 재판에 차질을 빚은 적도 여러 번 있었다. 결국, 올 것이 오고야 말았다. 그동안 쌓인 불만 신고들로 인해 조사위원회에 회부된 것이다. 조사에서 접수된 불만 신고가 타당하다고 판단되어 해직 권고안이 나오면 판사를 그만둬야 하는 상황이 벌어질 수도 있었다. 김 판사는 더 이상 졸음을 방치할 수 없었다.

작은 턱과 짧은 목, 그리고 과체중. 김 판사는 척 보기에도 쉽게 수면 무호흡증에 빠질 수 있는 체질로 보였다. 김 판사처럼 작은 턱과 짧은 목을 가지고 있는 사람이 나이가 들어 체중까지 불어나면 쉽게 수면 무호흡증에 빠질 수 있다.

수면 중 호흡을 안정적으로 하기 위해서는 뇌 숨골 기능, 폐 기능, 호흡 근육의 힘, 적당한 해부학적 구조(기도 모양, 코, 편도, 목젖) 등의 완벽한 조화가 필요하다. 그렇기 때문에 노화나 폐 기능, 뇌 기능 저하에도 수면 무호흡이 발생할 수 있다. 이런 경우가 상당히 많기 때문에 단순히 해부학적 구조만 변경시키는 수술적 치료에는 한계가 분명히 있다. 대표적인 예가 부정맥 환자가 치료 후 부정맥이 없어지면 수면 무호흡도 같이 좋아지는 경우다.

수면 무호흡증 환자는 잠을 자는 동안 호흡이 멈춰 산소가 떨어지기 때문에 그것을 보충하려고 뇌가 수면 중에도 수시로 깬다. 그래서 숙면도 취할 수 없고 저산소증이 뇌 조직을 손상시켜 자꾸 졸게 되는 것이다.

수면다원 검사 결과, 김 판사의 산소 포화도는 55% 정도로 정상인의 절반밖에 되지 않았다. 이렇게 산소 포화도가 많이 떨어졌을 때는 폐 기능 저하를 포함한 복합적인 원인이 수면 무호흡에 관여한 것으로 볼 수 있다. 이 경우에는 빠른 시간 내에 수면 중 산소 포화도를 90% 이상으로 올려줘야 하는데, 유일한 치료 방법은 상기도 양압 치료술뿐이다.

상기도 양압 치료술을 하려면 착용 전에 자신에게 필요한 공기 압력부터 정확히 측정해야 하는데 이를 상기도 양압 측정 검사라 한다. 검사 결과를 토대로 수면 중 김 판사 코를 통해 공기를 폐로 전달했더니 산소 포화도가 90% 이상으로 올라갔고 뇌와 심장이 안정되며 잠을 깊이 자는 모습이 관찰되었다. 마스크를 착용하고 자면 불편해서 못 잘 것 같지만, 기도가 열리면서 원하는 양의 공기가 주입되기 시작하면 마스크가 얼굴에 닿는 불편함보다 호흡의 편안함이 더 커서 오히려 숙면을 취하게 되는 경우와 비슷하다.

김 판사 역시 상기도 양압 치료술을 실시한 후 한 달이 지나니 낮에 졸림도 없어지고 혈압도 안정을 찾았다. 불만 신고를 처리하려고 김 판사를 찾아갔던 조사위원들은 그가 사실은 수면장애로 고통받고 있었다는 사실을 알게 되었고, 한 달 동안의 유예 기간을 주어서 치료에 적극적으로 집중할 수 있도록 배려해주었다.

예정했던 한 달이 지난 뒤, 김 판사가 재판석에서 조는 일이 사라지면서 민원도 잠잠해졌다. 이때 맞춰 조사위원들도 발 벗고 나서서 의회에서 그를 변호해주었고, 결국 그는 다시 신임을 받는 데 성공해서 법 없이도 살 수 있는 사회를 만들기 위해 열심히 일하고 있다.

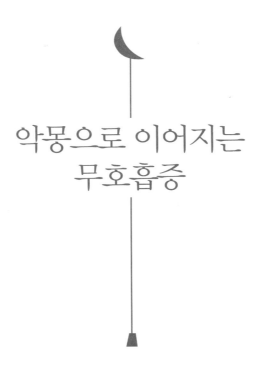

악몽으로 이어지는
무호흡증

코골이로 인한 무호흡증은 생각보다 광범위한 부작용을 낳게 된다. 비단 심장이나 뇌에 무리를 가하는 것뿐만이 아니라, 악몽으로 인한 불면증과 그에 따른 우울증까지를 동반하기도 한다. 다음의 사례를 살펴보면 그 인과관계를 정확하게 알 수 있다.

이 선생의 이유 있는 악몽

● 이 선생(29세, 중학교 교사)은 매일 밤 잠자기가 두렵다고 했다. 계속되는 악몽으로 생활 리듬이 엉망이 되었기 때문이다. 근 1년 동안 개운하게 자고 일어난 적이 한 번도 없었다. 밤새 악몽에 시달리고 나면 잠을 잔 것 같지 않아 늘 피곤했다. 제대로 못 자니 피부 상태는 물론이고 성격도 짜증만 늘었다. 게다가 우울증 초기 증세도 보이는 것 같다. 의욕도 없어 아이들을 가르치는 일도 대강대강 하게 되었다. 그러다 보니 아이들도 이 선생을 따르지 않았다. 몸이 허약해져서 한약도 먹어봤지만 소용이 없었다. 피곤하고 활력 없는 이 선생의 생활, 뭐가 문제일까?

우선 왜 악몽을 꾸는지부터 알아봐야 한다. 사실 사람이 꿈을 꾼다는 것은 매우 자연스러운 현상이다. 우리는 누구나 1~2단계의 얕은 잠을 거쳐 3~4단계의 깊은 잠을 잔다. 그래야 렘(REM)수면 상태에서 꿈을 꾸게 된다. 악몽을 꾸거나 연속된 내용을 시리즈로 꾸는 것은 수면의 질이 좋지 않다는 증거다. 전혀 꿈을 꾸지 않았다는 것 또한 3~4단계 잠을 거치면서 렘수면에 아예 도달하지 못했다는 뜻으로 수면 구조에 문제가 있다는 것을 의미한다.

1~2단계 수면을 거쳐 3~4단계 숙면을 취하게 되면 몸의 리듬이 자연스럽게 변하기 때문에 편안한 꿈을 꾸게 된다. 하지만 1~2단계 수면 후 3~4단계를 거치지 않고 또다시 1~2단계 수면을 취하면 바로 꿈 수면으로 들어가게 되어 악몽을 꾸게 된다.

성형이 호흡을 방해할 수 있다

그렇다면 왜 20대의 젊은 이 선생은 이렇게 제대로 잠들지 못했던 것일까? 악몽에 시달리는 수면 패턴은 흔히 여성들에게 많이 나타나는데 거의 공통적으로 '상기도 저항 증후군'이나 '우울증'을 앓고 있는 경우가 많다.

사람은 잘 때 무의식적으로 자신이 조금이라도 숨 쉬는 일이 힘들어지면 입을 벌리거나 자세를 바꿔 자려고 하는 특성이 있다. 다시 말해 편안하게 똑바로 누워서 자지 못하고 모로 눕거나 엎드려서 잠을 청하는 것이다. 이처럼 수면 중 호흡에 변화가 생기면 깊게 잠을 자지 못하게 되고, 그로 인해 수면의 연속성이 끊겨 악몽을 꾸게 된다. 이와 아울러 우울증이 다양하게 나타나는데 그 초기 증세 중 가장 흔한 것이 바로 악몽에 시달리는 일이다. 따라서 우울증이 치료되면 악몽에 시달리는 횟수도 감소하고, 재발되면 다시 꿈으로 인해 깨어 있는 시간까지 리듬이 깨지게 되는 것이다.

종합적인 진단 결과, 이 선생은 여성들에게서 전형적으로 보이는 상기도 저항 증후군으로 판명되었다. 알고 보니 그녀는 3년 전 미용을 목적으로 코 성형을 받은 일이 있다고 했다. 그런데 콧속에 보형물을 넣으면서 구조가 변형되어 한쪽 코가 막히게 되었던 것이다. 한쪽 코로만 숨을 쉬는 원인을 찾다가 뜻밖의 사실을 밝혀내게 되었다.

밤에는 그 증상이 더욱 심해져서 본인도 모르게 입을 벌리고 옆으로 누워 자고 있었다. 끊임없는 악몽에 시달린 시기도 대충 이 무렵부터였던 것으로 추정된다. 단순한 코 성형의 결과가 코의 호흡 기능을 절반 이상으로 떨어트려 몸에 전체적으로 엄청난 무리를 가져온 셈이었다. 매일 악몽에 시달리다 보니 자연스럽게 우울 증세가 이차적으로 추가 발생되어 더욱 심각해졌던 것이다.

게다가 이 선생은 밤 12시 이후에 잠이 드는 저녁형 인간으로 남자친구와 헤어지고 난 뒤에 심리적으로 더욱 의기소침해 있었다. 상황이 이러하니 요즘 어디 아프냐는 말을 주변에서 많이 듣게 되었고 눈 밑에 다크서클도 생기기 시작했다.

결국, 이 선생은 밤의 악몽이 지배했던 피곤한 낮 생활을 간단한 코 수술을 한 후 쉽게 청산할 수 있었다. 지금은 언제 그랬냐는 듯 편안하게 숙면을 취하고, 학교에서 아이들과도 원만한 생활을 하면서 새로운 삶을 살고 있다. 편안하게 잠을 자게 되어 피부도 눈에 띄게 좋아졌고 자신 있게 사회생활을 할 수 있게 되었다.

아름다움에 대한 여성들의 강렬한 욕망은 이해하지만, 자신의 몸의 균형과 그 이후의 결과에 대한 깊은 고민 없이 얼굴이나 몸을 성형하게 되면 이 선생과 같은 결과를 초래할 수 있다는 사실을 잊어서는 안 되겠다.

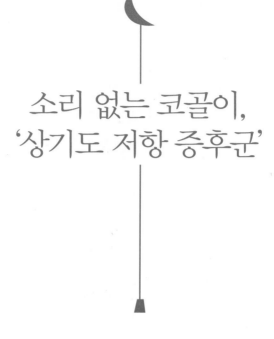

소리 없는 코골이,
'상기도 저항 증후군'

　잠을 많이 자도 피곤하고 몸이 찌뿌둥하면 우리는 혹시 간에 문제가 있는 게 아닌가 의심하거나 비타민 부족을 생각해보곤 한다. 또는 집터에 수맥이 흘러 기(氣)의 흐름에 갑작스러운 변화가 생겨서 몸이 피곤하다고 여기는 사람도 더러 있다. 아무도, 심지어 의사조차 수면에 장애가 있다고 말하지 않고, 어떠한 사람도 자신에게 수면장애가 있다고 생각하지 않는다. 보통 사람들은 '수면장애'하면 밤에 잠을 못 자거나 자주 깨거나 하는 불면증을 떠올리지, 몸이 피곤한 증세만으로 수면장애를 의심하지는 않는다.

깊은 잠을 방해하는 입 벌리는 자세

나도 수면을 전공하기 전에는 일찍 잠자리에 들고 자다가 깨지도 않는 사람을 수면장애 환자라고 생각하지 못했다. 내가 아는 선배의 부인은 일찍 자고 늦게 일어났다. 그녀는 오랜 시간을 잤음에도 불구하고 일어날 때 무척 힘겨워했다. 아침에 일어날 때마다 몸이 개운하지 않았고, 목 뒤와 어깨 근육이 항상 뭉쳐 있었다. 일을 많이 하거나 무리한 날에는 손목과 관절이 붓는다고 했다. 그래서 용하다는 의원이나 큰 병원을 찾아가 보았지만 특별한 이상이 없다는 진단을 받았다. 그녀는 그렇게 그냥 피곤한 몸을 이끌고 몇 해를 살았다.

하지만 문제와 해법은 모두 잠버릇에 있었다. 그녀는 약하게 코를 골면서 입을 벌리고 잤다. 밤에 입을 벌리고 잔다는 것은 호흡에 문제가 있다는 뜻이다. 우리 인체는 수면 중 코로 원하는 양만큼의 공기를 확보하는데 이것이 원활하게 이루어지지 않으면 보상 작용으로 입을 벌리게 된다. 입을 벌리고 자는 사람은 똑바로 누워서 자지 못한다. 똑바로 누우면 뭔가 모르게 몸이 불편하기 때문에 무의식 중에 옆으로 눕게 되는 것이다.

선배 부인의 경우도 어느 순간 옆으로 누워 자는 자세가 편하다고 했다. 심지어 엎드려서 자는 게 편한 사람들도 우리 주변에 많다. 허리에 문제가 없는 사람이 만약 똑바로 자지 못하고 옆으로 혹은 엎드려 잔다면 호흡에 문제가 있는 수면 자세로 볼 수 있다.

얼굴 윤곽을 바꾸는 수면장애

미국의 스탠퍼드 대학 수면 클리닉에서는 턱 모양이 비슷한 두 마리 어린 원숭이를 대상으로 흥미로운 실험을 시도했다. 한 마리는 한쪽 코를 막아 잘 때 입으로 숨을 쉬게 하고, 다른 한 마리는 제대로 숨을 쉬며 잘 수 있게 한 후 몇 년 뒤에 턱 형성의 차이를 확인해 보았다. 그런데 놀랍게도 잘 때 입으로 숨을 쉰 원숭이는 턱이 형성되지 않아 무턱이 되었고, 정상적으로 코로 숨을 쉰 원숭이는 예쁜 모양의 턱을 가지게 되었다.

사람도 마찬가지로 어릴 때 잦은 코 막힘, 편도선, 아데노이드 감염 등으로 입을 벌리고 자는 습관이 들면 턱 근육을 지나치게 사용하게 되어서 턱 성장에 이상을 가져오게 될 확률이 무척 높다. 성장과 함께 턱이 점점 작아지면 결국 혀가 뒤로 밀려나서 수면장애를 일으킬 수도 있다.

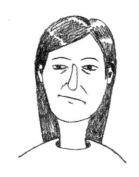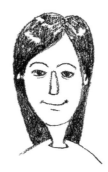

특히 어린아이의 얼굴은 10살 전후에 완성되므로, 만약 아이가 입을 벌리거나 심하게 코를 골고 잔다면 얼굴 틀이 형성되기 전에 치료를 해주어야 안면 비대칭을 예방하고 커서 수면 무호흡 환자가 되는 일을 사전에 막을 수 있다. 그래서 미국이나 일본 등의 수면 선진국에서는 수면 클리닉에서 아버지 혹은 어머니와 아이들이 손을 잡고 같이 치료받는 모습을 심심찮게 볼 수 있다.

부산스럽고 어딘가 모르게 들뜬 것처럼 보이는 산만한 아이가 수면 치료 또는 편도선이나 아데노이드 적출 수술을 받고 나서 침착하고 진득하게 바뀌는 경우도 있다. 모든 질병에 다 해당되는 말이지만 수면장애 역시 초기에 진단하고 치료하는 것이 무엇보다 중요하다. 아이들의 경우 어릴 때 제대로 교정해 주지 않으면 커서 큰 수술을 해야 하는데 얼굴 틀 교정은 물론이요, 치료를 위해 더 큰 고통과 경비, 시간이 들게 된다.

소아에게도 나타나는
코골이 수면장애

몇 해 전 영유아 수면 연구의 세계적인 권위자인 주디스 오언스(Judith Owens) 교수는 "전 세계에서 진행된 연구 결과를 종합해볼 때, 영유아 5명 중 1명이 밤에 제대로 잠들지 못하고 있고 잠을 자다가 중간에 깨는 등의 수면장애를 겪고 있다"고 발표해 충격을 던져주었다. 도대체 아이들에게 어떠한 수면장애가 있기에 전 세계 어린아이 5명 중 1명이 잠으로 고생하는 것일까?

우리 아이, 과연 잘 자고 있을까

코를 골거나 입을 벌리고 자는 것은 대표적인 소아 코골이 질환으로 볼 수 있다. 어린아이는 이비인후과 구조상 숨쉬기가 원활하게 되어 있어서 웬만해서는 수면 무호흡 증상을 나타내지 않지만, 코골이나 그 밖의 호흡 관련 문제로 아픔을 호소한다.

일단 잠을 자는 아이의 자세를 살펴보면 편하게 자는지 혹은 불편해서 몸부림을 치며 험하게 자는지 알 수 있다. 똑바로 누워서 자지 않고 엎드려서 자는 모습 역시 호흡이 불편하기 때문에 몸이 무의식적으로 반응하는 것이다. 이것은 성장 호르몬이 가장 많이 분비되는 깊은 수면 단계를 가로막는 일로, 아이의 발육과 성장을 더디게 만든다. 아울러 면역 기능마저 떨어뜨려서 감기 등의 호흡기 질환에 쉽게 걸릴 수 있다.

그러나 아이들은 자신의 상태를 정확하게 말로 표현하지 못하기 때문에 보호자가 아이의 수면장애를 알아채기란 보통 힘든 일이 아니다. 따라서 아이가 자주 울거나 행동이 부산해지면 수면의 양을 늘려 보든가, 양을 늘려도 소용이 없을 경우에는 수면의 질을 악화시키는 수면장애가 없는지 전문가를 찾아가 확인해보아야 한다.

우리 아이의 수면 습관이 다음 세 가지에 모두 해당한다면 반드시 전문가를 찾아가 상담을 받아보는 것이 좋다.

첫째, 잠잘 때 몸을 자주 뒤척이거나 움직임이 심하다.

둘째, 잘 때 똑바른 자세를 유지하지 못하거나 엎드려 자는 것을 좋아한다.

셋째, 잘 먹는데도 또래보다 체격이 작은 편이다.

젖먹이 때의 수면 습관은 아이의 성장은 물론 얼굴 형태, 성격 형성에도 큰 영향을 미친다. 한 자리에서 잠들지 못하고 휘젓고 다니거나 입을 심하게 벌리고 자는 모습이 있다면, 아이의 수면에 문제가 있다는 신호로 파악해도 틀리지 않을 것이다.

산만한 아이,
잠이 문제일 수 있다

동수의 고약한 잠버릇

올해 초등학교에 입학한 동수(7세). 유치원에 다닐 때는 힘들어 하지 않고 잘 일어났는데 학교에 다니면서부터 아침마다 엄마는 동수를 깨우느라 진땀을 흘린다. 또 피아노, 태권도, 영어 학원까지 다니느라 1학년인데도 오후 7시가 돼서야 집에 돌아온다. 지친 모습의 아이를 보면 한편으론 안쓰럽기도 하다. 무엇보다 엄마는 최근 들어 동수가 너무 부산해 보여 걱정이다. 유치원에 다닐 때까지만 해도 침착하고 집중도 잘하는 아이였는데 요즘에는 30분 이상 책상에 앉아 있지를 못한다. 담임 선생님도 동수가 수업 시간에 무척 산만하다고 걱정했다.

다행스럽게도 동수는 활달한 성격이라 학교에서 친구들로부터 인기를 독차지하고 있다고 했다. 하지만 너무 활달해서 오히려 산만해 보이기까지 하는 동수의 행동이 엄마는 마음에 걸렸다. 동수가 수업 시간에 자꾸 딴생각을 해서 주의를 주었다는 담임 선생님의 말을 듣고 엄마는 소아과에 데리고 갔지만 별로 신통한 방법이 없어서 고민이었다. 그러던 중 아는 사람을 통해 수면센터를

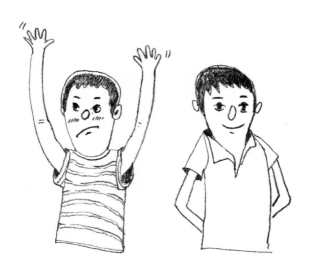

찾아오게 되었다. 동수는 수면다원 검사를 통해 수면 무호흡 증상과 그 원인을 알게 되었다. 또래 아이에 비해 편도가 비교적 큰 편인 것이 문제였다. 초등학교 입학 후 숙제와 학원 생활에 치여서 아침에 '5분만 더, 10분만 더' 하며 자려고 발버둥 치는 아이의 모습을 보면서 엄마는 무척 가슴이 아팠다고 고백했다. 동수는 아데노이드 적출 수술을 받음으로써 수면 무호흡을 완전히 치료할 수 있었다. 두 달 뒤 동수의 엄마는 병원을 찾아와서 아이가 무척 차분해지고 어른스러워졌다며 감사의 인사를 전했다.

주의력 결핍장애로 오인받는 수면장애

대부분의 엄마는 아이의 부산한 행동을 아이 탓으로만 돌리고 꾸짖기 일쑤다. 심지어 어떤 부모는 버릇을 고친다며 매를 들어 때리기도 한다. 그래도 아이의 상태가 나아지지 않으면 '어떻게 되겠지'하고 포기해버린다.

이럴 때 아이가 주의력 결핍 과잉 행동 장애(ADHD)가 아닌가 걱정하는 부모들이 많은데, 먼저 아이에게 수면장애가 있는지 살펴보는 게 좋다. 미국 미시간 대학 수면장애센터의 로널드 처빈(Ronald Chervin) 박사는 아이들의 수면장애는 주의력을 산만하게 만들고 지나치게 활동하게 하며 충동적으로 행동하게 한다고 밝혔다. 6~17세 아이 229명을 대상으로 4년간 조사 분석한 결과, 코를 골며 자는 아이들이 그렇지 않은 경우에 비해 ADHD가 나타날 위험이 무려 4배 이상이나 높게 나왔다.

어린아이는 잠을 충분히 못 자거나 깊은 잠을 자지 못하면 성인과는 달리 쉽게 흥분하고 부산해지며 집중을 하지 못하는 성향을 보인다. 또 성장 호르몬이 가장 많이 분비되는 3~4단계의 깊은 수면까지 도달하지 못하면 발육이 늦어진다. 그리고 면역력이 떨어져 감기나 호흡기 질환에 쉽게 노출되고, 낮에 단 음식이나 튀긴 음식을 많이 먹게 되어 뚱뚱해진다. 이렇게 살이 많이 찌면 입을 더 벌리고 자기 때문에 더욱 심한 수면장애를 겪는 악순환에 빠지게 된다.

거듭 말하지만 잠은 몸과 마음의 피로를 풀어주는 동시에 기억력과 집중력을 높여주는 데 꼭 필요한 활동이다. 잠자는 동안 인간의 뇌는 외부의 자극이 없는 상태에서 낮에 익힌 지식이나 기술 등의 방법을 다시 반복하며 저장하는 과정을 거친다. 최근 학생들을 대상으로 했던 실험이 그 사실을 잘 뒷받침해 주고 있다.

전날 낮에 공부를 한 뒤, 밤에 충분히 잠을 자고 시험을 본 학생과 밤을 새워 공부한 학생을 놓고 비교·분석한 결과, 충분히 잠을 자고 시험을 본 학생의 성적이 훨씬 더 좋게 나왔다. 인간의 대뇌 신경 세포는 일정한 시간이 흘러서 계속 자극을 받으면 반응을 하지 않는 시기가 생긴다. 이 부분을 '불응기'라고 하는데, 이때 바로 지친 대뇌 신경 세포들이 잠시 쉬는 것이다.

집중력이 떨어지는 이유는 다름 아닌, 뇌세포의 피로에 있다. 몸과 마음이 아프거나 지치면 뇌 신경 세포들이 집중력을 조절하지 못하게 되어서 잡념이 생기고 행동이 산만해진다. 기억력과 집중력을 향상하려면, 몸의 뭉친 근육을 풀어 주기 위해 스트레칭을 해주듯이 지친 뇌의 피로를 풀어 주는 잠을 자야 한다.

제 3 장

우리의 잠을
방해하는 것들

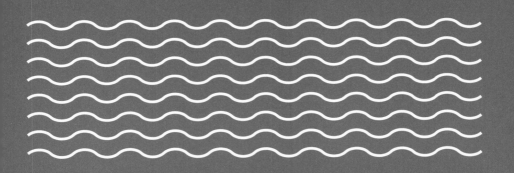

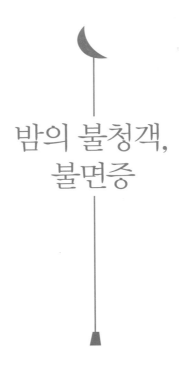

밤의 불청객,
불면증

    불면증은 감기만큼이나 우리 주변에서 흔히 볼 수 있는 질병이다. 성인의 10~50%가 경험한 바 있으며, 우리나라 전체 인구의 10%가 만성적인 불면증으로 정신적·육체적 고통을 겪고 있다. 얼마 전 외신 보도에 따르면, 영국인들은 무려 전 국민의 60%가 불면증에 시달리고 있다고 한다. 복통의 원인이 가벼운 위염부터 심각한 위암까지 다양한 것처럼 불면증에도 수없이 다양하고 복합적인 발생 원인이 있다. 그러다 보니 불면증은 건강뿐만 아니라 사회생활에도 직간접적인 영향을 미친다. 불면증에 시달리면 작업 중 실수를 하기 쉬워 업무에 지장을 초래하며, 일상생활에서는 재해나 교통사고의 위험을 증가시키기도 한다.

불면증 여부를 확인할 수 있는 진단

그렇다면 나는 불면증과 아무런 상관이 없는 사람일까? 지난 1개월 동안 다음의 항목에 해당하는 내용들을 얼마나 자주 겪었는지 한번 체크해 보자.

	거의 없다 (월 2회 이하)	가끔 (주 2-3회)	자주 (주 3-4회)	거의 주로 (주 4-5회)
1. 잠자리에 누운 후 잠들기까지 30분 이상 걸린다.				
2. 잠자리에 누우면 정신이 더욱 또렷해지거나 공상이 많아진다.				
3. 잠든 후 자주 깬다.				
4. 잠을 자면서도 여러 생각이 들거나 복잡한 꿈을 꾼다.				

5. 이른 새벽에 깬 후 더 자고 싶지만 다시 잠들기 어렵다.			
6. 아침에 일어나면 정신이 흐릿하고 맑지 못하다.			
7. 낮에 쉽게 피곤해지고 집중력이 떨어진다.			

점수 - 거의 없다: 0 | 가끔: 1 | 자주: 2 | 거의 주로: 3

만일 체크한 내용이 0~7점이라면 당신은 불면증 없이 제대로 잠을 자고 있다고 보면 된다. 만일 8~14점에 해당한다면 수면 위생을 지키는 것을 통해 개선될 여지가 있는 상태이다. 잠을 자야 하는 시간과 환경 등을 정리한 내용인 수면 위생에 대해서는 이후 상세하게 설명하도록 하겠다. 만일 15점 이상이라면 전문의의 상담이 필요한 상태라고 봐야 한다.

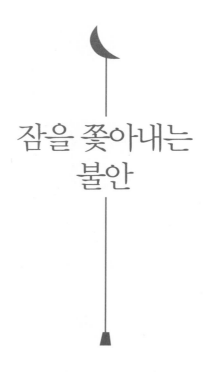

잠을 쫓아내는
불안

잠이 오지 않는 박 사장

박 사장(48세, 자영업)은 명예퇴직을 한 뒤 곧바로 이동통신 대
리점을 시작했다. 비록 사장이 되었지만 그는 10년 넘게 계속
된 불면증 때문에 늘 잠을 자야 한다는 강박에 시달렸다. 오후
가 되면 왠지 모르게 불안해졌고, 잠에 대한 걱정으로 하루 종
일 일이 손에 잡히지 않았다. 잠을 못 자니까 일은 자연히 소홀
하게 되었고, 능률도 떨어졌다. 점점 일에 대한 흥미도 사라지

게 되어 아르바이트생에게 의존할 수밖에 없는 지경에 이르렀다. 결국, 개업한 지 1년도 안 되어 대리점 문을 닫고 말았다. 불면증을 고치려고 병원을 여러 군데 다니면서 약물치료를 받아보았지만, 초기에만 효과가 있을 뿐 별반 나아지지 않았다. 한잠도 제대로 잘 수 없는 고통의 나날이 계속되었다. 그는 과연 불면의 밤에서 탈출할 수 있을까?

오랜 근심이 만성 불면증으로 이어진다

박 사장은 아침부터 밤늦게까지 너무 강렬한 조명이 내리쬐는 대리점에 온종일 앉아서 일했다. 그는 몸을 피곤하게 만들면 잠이 잘 오지 않을까 싶어서 잠이 오지 않을 때 온라인 게임을 했다고 고백했다. 어쨌거나 만성 불면증은 그 자체만으로도 하나의 병이지만 다른 내과적, 정신과적, 수면 의학적 질환에 따른 이차적인 증상을 동반하기 때문에 전문의의 정확한 진단을 받는 일이 무엇보다 우선되어야 한다.

증상에 따라서는 수면다원 검사를 시급히 해야 하는 경우도 있다. 일차성 불면증의 경우, 치료하는 데 있어 불면증이 지속되는 이유를 이해하는 일이 매우 중요하다. 생리적, 정서적, 인지적 요인과 잘못된 조건 형성 등이 일차적 불면증의 원인이 되기 때문이다. 정상인의 경우 체온이 1~2도만 떨어지면 자연스럽게 잠이 드는 반면, 불면증 환자들은 혈관의 수축과 관련한 생리적 각성이 나타나 곧바로 수면에 이상이 온다.

또한, 불면증 환자들의 인성 검사에서 흥미로운 점을 발견할 수 있는데, 대부분의 환자가 화를 발산하지 못하고 혼자 마음속에 담아 두고 해결하려는 경향을 보인다는 점이다. 이렇게 근심과 걱정을 해소하지 못하고 안으로 쌓아 두면 스트레스가 되어 결국 불면증으로 이어지게 된다.

대다수 불면증 환자들은 잠을 자야 할 시간이 다가올수록 불안감을 느낀다고 고백한다. 밤에 잠을 못 자면 낮에 일할 때 문제가 생길 것을 예측하고 불안해하는 것이다. 이런 걱정은 꼬리에 꼬리를 물고 악순환의 연결고리를 만든다. 따라서 '오늘 밤부터는 잠을 잘 자야지'라고 생각하기보다는 '오늘 밤에도 못 자면 어쩌나'라는 고민을 하면서 스스로 불면증을 키우는 부분도 있다. 그래서 온종일 잠 때문에 고민하다가 초저녁이 되어 일찌감치 잠자리에 누워 잘 준비부터 한다. 그러나 이런 일련의 행동들이 오히려 뇌를 각성시키고 자연스럽게 잠이 드는 일을 방해한다.

밥을 굶으면 배가 고프고, 잠을 안 자면 졸린 것이 우리 몸의 자연 현상이다. 심하게 음식을 제한하고 다이어트를 하다가 배고픈 사실도 잊어버리면 거식증을 앓는 것처럼, 너무 자려고 노력하면 오히려 잠을 안 자도 졸리지 않게 된다. 이렇게 다양한 원인이 상호 작용을 해서 불면증이 발생한다. 따라서 숙면을 취하려면 편안한 마음부터 가지고 볼 일이다.

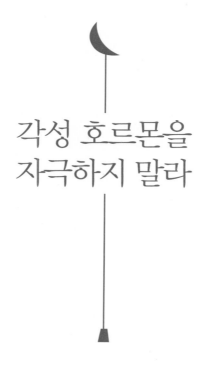

각성 호르몬을
자극하지 말라

수면센터를 찾았을 때 박 사장의 불면증은 만성이 된 상태였다. 인간의 뇌는 매우 단순한 면이 있어서 2~3달 이상 잠을 못 자는 상황이 지속되면, 잠을 자야 할 시간에도 '지금 잠을 안 자도 괜찮다'고 인식하게 된다. 밤에 잠을 못 잤는데도 불구하고 낮에도 잠이 오지 않는 것은 이미 불면증이 상당히 만성으로 진행된 상태라고 볼 수 있다.

잠은 각성 호르몬(코르티솔)과 수면 호르몬(멜라토닌)이 조화를 이룰 때 찾아온다. 낮에는 각성 호르몬이 뇌에서 많이 분비되기 때문에 수면 호르몬이 감소해서 졸음을 못 느끼고 생활할 수 있다. 그러나 밤이 되면 수면 호르몬이 분비되면서 각성 호르몬이 줄어들기 때문에 서서히 졸음이 몰려오게 된다. 앞에서도 언급했듯이 불면증 환자들은 낮부터 '오늘은 꼭 잠을 자야겠다'는 강박 때문에 불안을 느끼는 경우가 많아서 항상 각성 호르몬 수치가 증가해 있다. 따라서 낮부터 증가한 각성 호르몬이 밤까지 계속 올라가 수면 호르몬이 분비될 틈이 없어서 밤에 잠을 이룰 수가 없는 것이다.

이런 사람들은 다음에서 제시하는 여섯 가지 방법을 생활 속에서 꼭 지킬 수 있도록 노력해보자. 비단 불면증으로 고생하는 사람뿐만 아니라 일반인들도 이대로 실천하면 건강하고 활기찬 아침을 맞이할 수 있을 것이다.

각성 호르몬을 자극하지 않는 여섯 가지 생활 수칙

① 잠이 올 때만 잠자리에 눕자

잠을 자야겠다는 생각으로 누워 있다 보면 잠들지 못하는 데 대한 스트레스 때문에 각성 호르몬이 분비되기 쉽다. 따라서 당장 잠에 들 수 있을 때 잠자리에 드는 것이 좋다.

② 침대는 수면 이외의 목적으로는 이용하지 말자

요즘에는 많은 사람이 침대에 잠들기 전 태블릿 PC나 스마트폰을 들여다보는 경우가 많은데, 침대에서 업무와 관련된 일을 하거나 텍스트를 읽게 되면 침대에서도 무언가 다른 일을 해야 한다는 생각이 자연스럽게 각성 호르몬을 자극해 잠을 방해한다. 또한, 전자기기에서 나오는 블루라이트 역시 수면장애를 일으키는 원인이므로 가급적 잠자리에서 멀리 떨어트려 놓자.

③ 잠들기 힘들면 일어나서 침실 밖으로 나가자

잠자리에 누웠는데도 잠들기 힘들다면 차라리 편안한 마음으로 독서를 하거나 가볍게 움직이는 게 좋다. 자연스럽게 잠이 올 때 잠자리에 드는 것이 중요하다.

④ 그래도 잠이 오지 않으면 세 번째 방법을 반복하자

다시 한 번 강조하지만, 잠들지 못하는 것에 대해 강박과 스트레스를 느끼는 것보다는 자연스럽게 잠이 올 때까지 마음이 편안해지는 행동들을 하는 게 훨씬 잠드는 데 도움이 된다.

⑤ 취침 시각이나 수면시간과 관계없이 일정한 시각에 일어나자

우리 인체는 일정한 생체리듬에 따라 활동하기 때문에, 기상 시간이 불규칙하면 생체리듬이 어그러져 숙면을 취하기 어렵게 된다. 따라서 비슷한 시간에 일어나는 생활습관을 유지하는 것이 좋다.

⑥ 낮잠은 30분을 넘지 말자

낮잠을 많이 자면 밤잠을 깊이 자지 못하는 악순환이 일어나므로, 가급적 낮잠은 30분 이상 자지 않도록 하자.

밤에는 다리가 저리거나 허리가 아파서 조금만 불편해도 각성 호르몬이 활발하게 분비되기 때문에 쉽게 잠을 이룰 수 없다. 또한 졸리지 않은데 자리를 펴고 누워 억지로 잠을 자려고 하면 오히려 각성 호르몬을 자극시켜 잠들기 더욱 어렵다는 사실을 기억하자. 잠을 자려고 하는 모든 행동이 각성 호르몬을 자극시키는 요인이라는 사실을 반드시 숙지하고 앞에서 언급한 6가지 생활수칙이 몸에 배도록 연습하자.

앞서 소개한 박 사장은 밤에 자려고 지나치게 신경을 쓰는 타입으로 낮부터 잠을 걱정하는 '만성 학습형 불면증'에, 밤마다 다리가 저려 누군가 주물러 줘야만 잘 수 있는 '하지불안증후군' 증상을 보였다.

밤에는 다리를 비롯해 몸의 근육을 안정시키는 도파민이라는 신경 전달 물질이 줄어든다. 따라서 다리가 저려 잠을 못 자는 하지불안증후군 환자들에게는 도파민 성분의 약물치료를 해주면 빠른 회복세를 보인다. 박 사장은 이후 적절한 약물 치료로 깊은 잠을 잘 수 있게 되었다. 좀 더 일찍 불면증에 관심을 가지고 적극적으로 치료를 받았더라면 만성 불면증의 고통에서 더 빨리 벗어날 수 있었을 것이다.

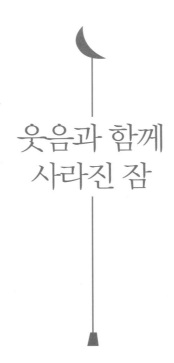

웃음과 함께
사라진 잠

너무 일찍 눈이 떠지는 주부 김 씨

●   결혼 15년 차에 접어든 주부 김 씨는 매일 밤 꿈을 꾸다가 새벽
에 자신의 의지와 전혀 상관없이 눈이 떠져서 고민이다. 뜬눈으
로 아침을 맞은 지 벌써 수개월째이기 때문이다. 잠을 자고 난
뒤에 생생하게 기억나는 간밤의 꿈들은 김 씨를 더욱 피곤하
게 만들었고, 어떤 날은 시리즈로 연속된 꿈을 꾸기도 했다. 그
것은 한마디로 잠을 잔 게 아니라 원하지 않는 한 편의 드라마

를 강제로 본 듯한 느낌이 들 정도였다. 비단 정신 건강뿐만 아니라 실제로 아침에 일어나면 몸은 물먹은 솜처럼 천근만근으로 무거웠다. 남편은 한약까지 지어다 주었지만 약을 먹는 동안에만 잠시 효과를 볼 수 있었고 이후에도 같은 일은 계속해서 반복되었다. 김 씨는 점점 짜증을 부리기 시작했고, 얼굴에서도 웃음이 사라져 갔다.

가족들은 잠을 제대로 못 자서 예민해질 대로 예민해진 김 씨를 보며 눈치를 살피기 시작했고, 투정을 받아주어야만 했다. 중학교에 다니는 두 아이와 툭 하면 말다툼이 일었으며 남편의 뒷바라지는커녕 아침은 물론 저녁도 잘 챙겨 주지 못하는 상황까지 벌어졌다.

햇볕이 약이다

자다가 꿈을 많이 꾸거나 새벽에 일찍 깨는 사람들의 가장 큰 공통점은 우울증이라고 볼 수 있다. 자신이 우울하다는 느낌이 없다 해도 우울 증세의 첫 번째 증상은 수면장애로 나타나곤 한다. 우울하면 꿈을 많이 꾸게 되는데 문제는 이 꿈이 정리되지 않는다는 데 있다. 또 이유 없이 자주 깨기 때문에 이런 상황이 방치되면 깊은 잠을 계속 못 자서 우울증이 더욱 악화된다. 우울하면 잠에도 문제가 생기고 잠에 문제가 있으면 결국 우울해지는 악순환이 벌어진다.

　다행히 김 씨는 우울증 초기로 진단을 받았다. 그녀에게 낮에 1시간씩 일광욕을 하도록 권했고 잠에 대한 두려움을 없애고, 자신감을 갖게 하려고 행동 치료를 겸했다. 2~3주 이후 조금씩 김 씨의 컨디션이 좋아지기 시작했고 자연스럽게 가족들도 예전 그대로의 활력을 찾았다. 마지막으로 김 씨가 수면센터에 왔을 때는 몰라볼 정도로 밝고 긍정적인 사람이 되어 있었다. 주부가 건강해야 가족들이 정말 행복해질 수 있다는 사실을 김 씨가 입증해준 셈이다.

성형 우울증으로 잠 못 드는 신 씨

● 　32세의 신 씨는 지성과 미모를 겸비한 커리어 우먼이었다. 그녀는 미국 뉴욕에서 마케팅 공부를 하고 돌아와 얼마 전부터 국내 유수의 병원을 대상으로 하는 마케팅 회사에서 근무를 시작했다. 병원을 상대로 홍보하면서 자연스럽게 성형외과 의사나 피부과 의사를 알게 되었다. 그러다 보니 더욱 아름다워지고 싶은 유혹에 쉽게 빠졌고, 그녀는 볼을 예쁘게 만드는 지방 성형을 시술하게 되었다. 그런데 담당 의사가 수술이 잘 되었다고 하는

데도 왠지 모르게 그녀는 볼이 마음에 들지 않았다. 보면 볼수록 양쪽이 비대칭인 것 같고 자꾸 얼굴에 신경이 쓰여서 시원시원하고 활달했던 그녀의 성격도 사소한 일에서 점차 짜증 섞인 모습을 드러냈다. 신 씨는 괜히 수술을 받았다는 생각과 예전의 미모를 되찾고 싶은 마음이 들면서 우울 증세까지 나타났고, 회사에서 자신감 있게 추진했던 일에서도 의욕이 떨어졌다. 이런 증상은 어느새 불면증으로까지 이어졌다. 수면 부족은 그다음 날 피부 트러블까지 야기했고, 그녀의 짜증과 불안은 점점 심해졌다.

먼저 마음의 병을 치유하라

그녀가 수면센터를 방문했을 때는 그녀의 증상은 이미 만성 불면증으로 진행된 상태였고, 눈까지 벌겋게 충혈되어 있어서 그 심각성을 단적으로 보여주고 있었다. 너무 심한 우울증과 불안 증세 때문에 일단 우선은 단기간 약물 처방을 해주었다. 그 이후 4~6주 정도 행동 치료를 병행한 뒤 자신의 수면 리듬을 되찾을 수 있었다.

신 씨는 특별히 어떤 결함이 있는 외모나 성격의 소유자가 아니었다. 내가 보기엔 매우 평범하고 성실한 타입이었다. 다만 남자 친구나 다른 사람들에게 더욱 아름답게 보이고 싶은 작은 욕심이 더 많은 장점을 잃게 한 것이었다. 내가 가지지 못한 것을 탓하거나 남을 부러워하고 살 게 아니라 자신이 가진 재능과 숨겨진 매력을 발견하는 일이 훨씬 더 쉽고 빠르지 않을까.

다양한 사람들을 만나고 상담해보면 정작 몸보다 마음의 병을 치유하고 자신감을 심어주는 일이 절실하다는 사실을 깨닫게 된다. 진정한 아름다움은 자신만의 자연스러운 모습에서 우러나온다는 사실을 이 사례를 통해 다시 한 번 느꼈다.

시험 때마다
잠을 설치는 사람들

시험 전날이면 찾아오는 불면증

Y대학 의과대학에 다니는 정 씨. 그녀의 가장 큰 고민은 바로 잠과의 싸움이다. 늘 잠이 부족한데 정말 큰 문제는 바로 시험 때. 어떨 때는 한 달 동안 시험을 치른 적도 있는데, 시험 기간만 되면 긴장이 돼서 잠을 거의 못 잔다. 깨어 있어도 비몽사몽이고 공부를 해도 머릿속에 남는 게 하나도 없다. 사정이 이렇다 보니 평소에 열심히 공부해도 성적은 형편없었다. 남들은 공

부를 안 하다가도 시험 기간에만 열심히 해서 좋은 성적을 받는다는데, 본인은 왜 자꾸 이러는 것인지 이런 모습이 보일 때마다 그녀의 가슴은 너무 쓰리다.

일시적 불면증에 도움을 주는 수면 유도제

정 씨의 경우처럼 주위 상황에 의한 긴장 때문에 발생된 불면증을 '일시적 불면증'이라 하는데 이것은 아주 많은 이들이 겪고 있는 심각한 증상 중 하나다. 나 역시 의사고시를 보던 날 잠을 이루지 못해 여지없이 밤을 새웠던 기억이 떠오른다. 처음에는 책을 보며 불안함을 달랬지만 어느새 아침이 밝아오고 있었다. 그때의 허망함이란 지금 생각해도 잊을 수가 없다. 오전에는 그럭저럭 시험을 치렀지만 점심 식사 이후에는 몰려오는 졸음을 참고 시험을 보느라 답을 어떻게 썼는지 기억조차 나지 않는다. 그래서 전문의 시험을 칠 때는 준비를 철저히 했다. 바로 수면 유도제를 사용한 것이다. 우선 시험 보기 10일 전부터 미리 수면 유도제를 먹어 보고 그다음 날 기억력과 학업 능률에 영향을 주는지를 확인했다. 그리고 잠이 쉽게 들 것 같지 않았던 시험 전날 이 약을 먹고 잤다. 결과는 성공적이었다. 충분한 수면을 취해 맑은 정신으로 시험을 치를 수 있었다. 그때 수면 유도제를 복용하지 않았다면 지금의 나는 없었을지도 모른다.

대부분의 사람이 수면제를 먹으면 무조건 중독된다고 생각하지만 꼭 그렇지는 않다. 단기간 복용할 경우에는 아무런 문제가 되지 않는다. 게다가 최근에 나온 수면 유도제는 수면만 유도하고 약효가 없어지기 때문에 그다음 날 기억력과 상쾌함을 유지하는 데 전혀 해가 되지 않는다. 일시적 불면증은 말 그대로 '일시적'으로 나타나는 증상이기 때문에 건강상 크게 문제 될 것은 없다. 국가 자격시험을 치르기 위해 공부하는 사람들이 여기에 해당될 텐데, 평상시에 철저히 준비해놓고도 정작 시험 전날 밤을 꼬박 새우거나 긴장하는 바람에 일을 그르치는 경우를 종종 보아 왔다. 따라서 사전에 미리 테스트를 해보고, 중요한 날 전에 일시적으로 복용하는 수면 유도제는 오히려 컨디션을 유지하는 데 도움을 준다.

잘 자야 기억력이 좋아진다

잠은 기억력, 지구력과 밀접한 관련이 있다. 미국 하버드대 수면 연구자인 로버트 스틱골드(Robert Stickgold) 박사는 "새로운 것을 배우거나 연습을 할 때 어느 정도 하고 잠을 자는 것이 밤을 새는 것보다 다음 날 더 많은 것을 기억할 수 있다"고 했다.

그는 24명을 대상으로 수평으로 줄이 처진 컴퓨터 스크린에 6분의 1초 동안 나타나는 사선 막대 3개가 어느 방향을 가리키고 있는지를 확인하는 연습을 시켰다. 이 중 12명은 잠을 자게 하고 나머지 12명은 잠을 못 자게 했다. 그 결과 잠을 잔 그룹은 첫날 테스트 때보다 훨씬 성적이 좋게 나타난 반면 밤을 샌 그룹은 전혀 성적이 좋아지지 않았다.

우리는 수면의 양이나 질을 무시한 채 시험을 준비하거나 일상생활을 보내고 있다. 잊지 말자, 충분한 수면이야말로 기억력을 높이는 지름길이라는 사실을.

일반적으로 지능은 유전된다고 알려져 있지만 최근 한 연구에 따르면 기억, 판단, 창조, 사고 등을 관장하는 대뇌의 신피질이 유전적으로 별로 영향을 받지 않는다고 밝혀졌다. 즉, 똑똑한 머리도 후천적으로 만들 수 있는 셈이다. 뇌 활동을 발달시키려면 그저 열심히 공부만 하는 책벌레가 될 게 아니라 규칙적인 식습관과 적절한 휴식, 수면과 운동 등의 생활 습관부터 바로잡아야 한다.

세계적인 과학전문지인 「뉴사이언티스트 인터넷판」에 보면 이런 글이 있다.

"수면에 인색하면 뇌에 나쁜 영향을 준다. 기획, 문제 해결, 학습, 집중, 기억, 경계 능력 모두 타격을 받게 된다."

기억력과 집중력은 숙면과는 떼려야 뗄 수 없는 밀접한 관계라는 말이다.

아울러 미국 캘리포니아대의 션 드러먼드(Sean Drummond) 교수는 "사람이 21시간 연속으로 깨어 있다면 그 상태는 법적 기준을 충족할 정도로 술 취한 사람과 비슷하다"고 지적해 만성 수면 부족의 심각성을 경고하기도 했다. 그동안 많은 사람이 '어떻게 하면 잠을 줄여서 더 많은 일을 할 수 있을까'의 문제로 고민해 왔는데, 이 책을 보는 사람들은 어떻게 하면 효과적으로 시간을 이용할 수 있을까를 고민하고 실천했으면 한다.

안대 없이
잠들기가 힘들다면

수면 안대 없이 잠 못 드는 윤 씨

● 연예인 윤 씨, 현재 인기 상한가를 달리며 각종 오락 프로그램에 단골 게스트로 초대되고 있는 그에겐 한 가지 고민이 있다. 그것은 꼭 안대를 해야 잠이 든다는 것이다. 원래가 불규칙한 연예인 생활이다 보니 남들처럼 낮에 일하고 밤에 잠드는 게 힘들었다. 그래서 차로 이동하거나 아니면 짬이 날 때마다 모자란 잠을 보충하는 게 습관이 되었다. 그러면서 사용하게 된 것

이 바로 안대. 처음에 시험 삼아 사용했던 것이 이젠 습관이 되어 결국 안대가 없으면 잠을 잘 수 없는 지경에 이른 것이다. 그는 이런 행동이 병이 아닌지를 물어왔다.

의지로 극복할 수 있는 수면 개시 장애

나의 대답은 간단했다. 윤 씨의 경우 명백한 병이었다. 수면장애 중 '수면 개시 장애'란 병이 있다. 자기 전에 어떤 특정한 행동을 해야만 잠자는 호르몬인 멜라토닌이 분비되는 것으로, 본인 스스로 습관을 들여 만든 병을 일컫는다. 가장 흔한 예가 우유병 혹은 젖꼭지를 입에 물어야 잠을 자는 어린아이, 누군가가 안고 몸을 흔들어줘야 잠을 자는 갓난아이가 대표적이라고 볼 수 있다.

이렇게 특정 행동이 습관으로 발전하면 그 행동이 이루어져야만 잠을 잘 수 있는 호르몬이 나오게 된다. 윤 씨의 경우 안대를 해야 뇌에서 수면 호르몬을 분비해 잠이 오는 것이므로 어찌 보면 단순한 습관으로 설명될 수도 있다. 하지만 이는 수면장애 분류에 표기된 질환인 만큼 명백한 병이다.

이 질환을 치료하는 방법은 간단하다. 힘들더라도 안대를 하지 않고 자는 새로운 수면 습관을 만들어야 한다. 우유병을 뺏으면 아기는 한동안 울겠지만, 시간이 지나면 스스로 적응해서 잠들 듯이 과감히 안대를 벗고 자려는 노력을 기울여야 한다.

　비단 윤 씨와 같은 연예인뿐만 아니라 불규칙적으로 일하는 프리랜서나 야간 업무 종사자들 중에는 안대를 필수로 사용하는 사람들이 많다. 특히 전문직 종사자들의 대부분은 '시간이 곧 돈'이라는 관념이 강해서 만성 수면 부족을 많이 호소하는 편이다. 그래서 어떤 대상이나 도구에 의존하는 경향이 생기게 되는데, 그것은 어디까지나 도구일 뿐 수면의 근원적인 문제를 해결해 주지는 못한다. 따라서 도구에 의존할 것이 아니라 자투리 시간을 이용해서 토막잠을 잔다든지, 평소 과일, 채소 등을 통해 비타민과 수분 섭취를 하는 등의 작은 생활 습관을 하나씩 길들여 나감으로써 수면 개시 장애를 극복해야 한다.

낮과 밤이
바뀌었을 때의 대처법

밤낮을 뒤바꿔 사는 오 씨

택시 운전을 하는 오 씨(40세)는 낮과 밤이 바뀐 생활을 한 지
몇 달이 지났는데도 아직 적응하지 못한 상태다. 밤새 운전을
한 뒤 지친 몸을 이끌고 집으로 돌아와 자려고 하면 몸은 피곤
한데 잠이 오지 않아서 뒤척거리다가 다시 출근하고 만다. 일주
일이 지나 적응할만하면 다시 일주일 간격으로 교대 시간이 바
뀌어 또다시 적응하는 데 애를 먹고 있다. 이러다가는 자신의

몸이 버티질 못할 것 같고 왠지 제 명대로 살 수 있을지 걱정이
다. 주변의 다른 사람들은 대부분 잘 적응하던데 왜 유독 자신
만 힘든 건지 답답하기만 하다.

교대 근무 때문에 생긴 불면증을 치료하려면 생물학적 특성에
맞게 생활 패턴을 조절해야 한다. 교대 근무표를 짤 때 시계 반
대 방향보다는 시계 방향(낮~저녁~밤 근무)이 되도록 하는 것이
그중 한 방법이 될 수 있다. 여건상 가능하다면 매주 교대 근무
시간을 바꾸는 것보다는 최소 3주 정도는 같은 시간대에 근무하
는 게 좋다.

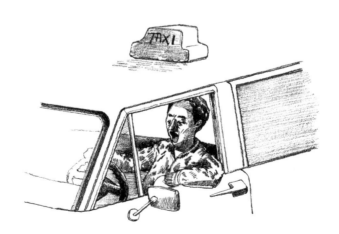

작업장의 조명에 따라 달라지는 수면 밸런스

특히 밤 근무를 하는 작업장의 조명은 조도를 대낮처럼 밝게 유지하는 게 좋다. 새벽 2시부터 3시까지 형광등 5개 정도의 밝기 밑에 노출되어 있으면 뇌는 밤을 낮으로 착각하기 때문에 수면 리듬이 뒤로 밀려 새벽이나 오전에 수면 호르몬인 멜라토닌이 계속 나오게 할 수 있다.

새벽 5시부터는 선글라스를 쓰자. 퇴근 전부터 쓰기 시작해서 퇴근한 이후 집에 귀가할 때까지 캄캄하게 해서 뇌가 아침을 밤으로 착각하게 만드는 것도 요령이다. 집안과 방안에도 햇빛이 들어오지 못하게 두꺼운 커튼을 치는 게 좋다. 그리고 잠자기 한 시간 전에 목욕을 하고 따뜻한 우유 한 잔을 마시는 것도 멜라토닌 분비에 도움을 주어 잠을 잘 오게 해준다.

이렇게 했는데도 잠이 안 온다면 즉시 병원을 방문할 필요가 있다. 인체에 해가 없는 민간요법의 도움을 받는 것도 효과적이지만 '약은 약사에게, 진료는 의사에게'라는 말은 괜히 있는 게 아니다.

이런 방법은 해외여행을 할 때도 비슷하게 적용할 수 있다. 시차에 적응하기 위해서는 떠나기 며칠 전부터 여행지 시간에 맞추어 미리 수면시간을 조절해야 한다. 여행지에 도착한 후 2~3일부터는 오전에 햇볕을 쬐면서 산책을 하면 보다 빨리 시차에 적응할 수 있다.

직업 환경에 따른 조도(단위 lux)

조도	2,000~1,500	1,500~750	750~500	500~200	200~150	150~75
회사		사무실 영업실 설계실 제도실 현관홀		집회실, 응접실, 대기실, 식당, 조리실, 오락실, 수위실, 현관홀		
			사무실, 회의실, 임원실, 인쇄실, 전화 교환실, 제어실, 진찰실, 전기실, 기계실, 계기판	서재, 금고, 전기실, 강당, 기계실, 작업실, 엘리베이터		
					욕실, 복도, 계단, 세면실, 화장실	
작업	설계, 제도, 타이프 계산, 키펀치					

이때 주의할 점이 두 가지가 있다. 먼저 여행지에 도착해서 2~3일 후에 빛을 쏘여야 한다는 점이다. 몸은 여행지에 왔지만 생체 시계는 아직 살던 곳에 맞춰져 있기 때문에 너무 빨리 오전에 빛을 쐬면 오히려 상태가 나빠질 수 있다. 또 다른 한 가지는 오전에 햇빛을 쐴 때 조깅을 하면 뇌 안에 세로토닌이라는 물질

이 분비되어서 광선 치료의 효과가 억제되므로 뛰는 것보다 가볍
게 걷는 것이 효과적이라는 점이다.

당뇨와 심장병의
위험을 높이는 교대 근무

　「뉴사이언티스트」 최신호에 의하면 낮과 밤을 교대로 근무하는 근로자들은 일정한 시간대에 근무하는 사람들보다 심장병과 당뇨가 생길 위험이 더 높다고 한다. 영국 정부의 의뢰를 받아 서리대학과 카디프대학 연구팀에서 실시했던 이 연구는 연안 원유채굴장에서 일하는 45명의 남성 근로자들을 각각 두 그룹으로 나누어 신체와 정신 건강 측면을 조사했다. 이 결과 한 주씩 낮과 밤으로 엇갈린 시간대에 교대 근무를 하는 근로자 그룹은 낮 근무나 밤 근무만 하는 근로자 그룹에 비해 식후 혈중 지방산 수치가 크게 높은 것으로 나타났다. 또한, 엇갈린 시간대 교대 근무자들은 수면 호르몬인 멜라토닌 수치도 낮은 것으로 나타나 피로도 및 작업 시 실수할 가능성이 훨씬 더 높은 것으로 드러났다.

그렇다고 모든 사람이 야간 교대 근무를 기피한다면 사회·경제적으로 큰 문제가 발생할 것이다. 따라서 몸에 무리가 가지 않도록 며칠 단위 혹은 일주일 등 일정한 간격을 두고 몸이 서서히 변화에 맞춰갈 수 있도록 조절하는 수밖에 없다.

건강은 본인 스스로 챙기고 돌보아야 한다. 무엇보다 수면은 다른 사람이 대신해 줄 수 있는 것이 아니다. 의학 기술의 발달로 평균 수명은 앞으로 계속 더 길어질 것이다. 우리 몸에 가장 영향을 많이 미치는 수면 습관부터 미리미리 관리해야만 건강한 삶을 누릴 수 있다.

야간근무자를 위한 수면 방법

① 교대 근무표를 짤 때 시계 반대 방향보다는 시계방향(낮-저녁-밤 근무)이 되도록 하고, 최소 3주간 같은 시간대에 근무하는 것이 좋다.

② 밤 근무 시 작업장의 조명은 조도를 대낮처럼 밝게 유지하고, 특히 새벽 2~3시 사이에는 형광등 5개 정도의 밝은 빛에 노출되는 것이 좋다.

③ 잠자기 2시간 전부터는 밖에서 선글라스를 쓰고, 귀가한 후 집 안에는 햇빛이 들어오지 못하게 두꺼운 커튼을 치는 등 가능한 한 주변을 어둡게 한다.

④ 잠자기 2시간 전에 족욕이나 반신욕을 하고, 따뜻한 우유를 마신다. 또한, 족욕이나 반신욕 후에는 자극적인 활동은 피하고 편안하고 이완된 시간을 갖는다. 억지로 자려고 노력하기보다는 자연스럽게 졸린 느낌이 찾아오기를 기다리다가 잠이 오면 잠자리에 든다.

⑤ 졸려서 누웠다가도 10~15분 이내에 잠이 오지 않으면 미련 없이 일어나 밖(거실과 같은 침실 외의 공간)으로 나와 편안한 시간을 갖다가 다시 졸린 느낌이 들면 잠자리에 눕는다. 이와 같은 방법을 필요한 만큼(자연스럽게 잠이 들 때까지) 반복해야 하며, 몇 시간을 잤는지 상관없이 정해진 시간에 일어난다.

⑥ 늦어도 오후 4~5시, 즉 외부에 해가 떠 있을 시간에 기상하고, 기상 후에는 30분 이상 빛을 충분히 쪼이도록 한다. 이때 과격한 운동을 하기보다는 가벼운 산책 정도를 하는 것이 좋다. 또한, 해를 직접 바라볼 필요는 없지만, 눈으로 빛이 적절히 들어갈 수 있도록 햇빛을 가리는 선글라스나 모자 등의 액세서리는 착용하지 않도록 한다.

⑦ 잠자기 전 5시간 안에는 운동을 하지 않는 게 좋다. 밤 근무 후 오전에 운동을 하면 수면에 오히려 방해가 된다. 잠을 자고 난 후 늦은 오후나 저녁 시간에 운동을 하는 것이 건강뿐만 아니라 수면을 위한 좋은 방법이다.

이와 같은 방법을 꾸준히 반복하여 몸 안의 리듬, 즉 수면 밸런스를 형성하는 게 중요하다. 실질적인 변화를 위해서는 한두 번 해보고 효과가 없다고 속단하지 말고, 지속적으로 노력하는 자세가 필요하다. 보통 어떠한 변화가 내 것이 되기까지는 적어도 8주간의 반복적인 노력이 요구되므로 수면장애 치료를 위해서는 속전속결 하려는 자세는 지양하는 것이 좋다.

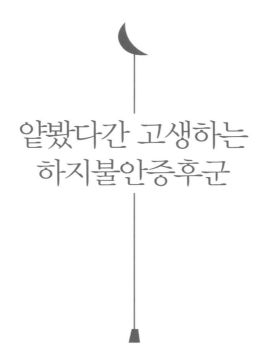

얕봤다간 고생하는
하지불안증후군

하지불안증후군은 주로 잠들기 전 다리에 불편한 감각이 나타나 다리를 이리저리 움직이게 되면서 깊은 잠을 못 자게 하는 질환이다. 주로 낮보다는 밤에 잘 발생하고, 다리를 움직이지 않으면 심해지지만 움직이면 곧바로 정상으로 돌아오는 것이 특징이라서 대수롭지 않게 여기기 쉽다.

다리 아픈 임 씨의 불면

● 임 씨(57세)의 소원은 밤에 푹 자보는 것이다. 35년 전 첫 아이를 임신했을 때부터였다. 자려고 하면 저린 것도 아픈 것도 아닌 이상한 감각이 다리에서 느껴졌다. 출산 이후 이런 증상은 더욱 심해져 잠을 자기 힘들 정도가 되었다. 밤이면 다리가 찬 것 같기도 더운 것 같기도 했는데, 주무르면 고통이 덜해져 젊었을 때는 남편이 곧잘 주물러 주었다. 그런데 워낙 오래되다 보니 이제는 식구들에게 주물러 달라고 부탁하기도 너무 미안했다. 다리가 저려 깨는 날이 일주일에 서너 번이 넘게 계속되면서 임 씨의 주름은 더욱 깊어만 가는데…

검사 결과 임 씨는 전형적인 하지불안증후군을 겪고 있었다. 하지불안증후군은 밤에 유독 심해지는 사람이 많다. 낮에 가만히 움직이지 않고 고정 자세로 있던 사람들이 밤이 되면 증세가 더 악

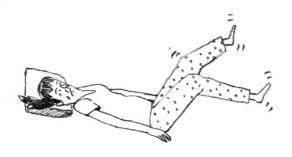

화된 것을 느끼게 된다.

그런데 가장 심각한 문제는 이것이 병이라는 사실을 몰라 제대로 된 치료를 받지 못하는 경우가 허다하다는 점이다. 단순히 다리에 불편한 감각을 일시적인 혈액 순환 장애, 다리 저림 정도로만 여기는 경우가 많다. 국내에서는 아직 생소한 질병이지만 미국이나 유럽에서는 60세 이상 노인의 약 5~15% 정도가 이 병을 앓고 있다. 하지불안증후군은 대부분 발목부터 무릎 사이의 종아리 부분에 감각 이상으로 나타난다.

주요 증상은 마치 전기에 감전된 것처럼 저려서 누군가 주물러 주었으면 하는 느낌, 뜨겁고 차가운 느낌, 벌레가 기어 다니는 것 같은 기분, 다리가 답답해서 다리 사이에 베개를 끼고 자는 경우 등을 들 수 있으며, 자신도 모르게 옆에서 자는 사람을 차기도 한다. 이 병은 뚜렷한 직접적 원인 때문에 나타나는 경우도 있고, 철분이나 비타민 부족 혹은 당뇨 등과 같은 간접적 원인 때문에 생기기도 한다. 하지불안증후군으로 생긴 수면장애는 수면제 말고도 철분 보충이나 도파민 같은 약물로 치료할 수 있다. 하지만 약물을 투여하기 전에 무엇보다도 전문의의 정확한 진단이 우선되어야 한다.

만일 앞에서 설명한 증상들이 나타난다면, 다음의 설문에도 응답해 보자.

	전혀 없다	약간 있다	많다	매우 많다
1. 쉴 때 팔다리에 벌레가 기어가는 것 같은 느낌이 들거나 쑤시고 아픈 적이 있다.				
2. 가만히 앉아 있을 때 불안하거나 안절부절못하고 불편한 느낌이 든다.				
3. 평소에 다리를 움직이거나, 문지르거나, 뻗고 싶은 느낌이 자주 든다.				
4. 이런 증상들이 저녁이나 밤에 심해진다. (1-3항목에 해당할 경우에만 답변)				
5. 자다가 팔이나 다리를 잡아당기거나 두드리고 주무른 적이 있다.				

점수 - 전혀 없다: 0 | 약간 있다: 1 | 많다: 2 | 매우 많다: 3

다시 한 번 강조하지만, 하지불안증후군은 엄연한 질병이다. 그저 혈액순환이 좀 안 되어서 저리겠거니 생각하지 말고, 점수 합계가 3점 이상이라면 전문의의 상담을 받아보자.

하지불안증후군이 생기는 것을 예방하기 위해서는 평소 혈액 생성이나 철분 흡수를 돕는 단백질과 비타민이 많이 들어 있는 음식을 먹어야 한다. 이와 아울러 불규칙한 식사나 무리한 다이어트는 절대 하지 말아야 한다. 임신 중인 여성은 의사의 처방을 받아 철분제를 복용하는 것이 바람직하다.

여성에게 많은 하지불안증후군

우리 몸 안에 철분이 부족하면 하지불안증후군이 발생하는데 이는 곧바로 수면장애의 원인이 되곤 한다. 고려대학교 안암병원 신경과에서는 3개월간 수면장애로 병원을 찾았던 110명의 환자(남자 45명, 여자 65명)를 대상으로 신경전도 검사, 혈액 검사 등을 시행해 장애의 원인을 조사해보았다.

그 결과, 24명(18%)의 환자가 하지불안증후군으로 고생하고 있었는데 이 가운데 20명이 철분 저장 능력이 부족하거나 빈혈이 있는 것으로 밝혀졌다. 이 하지불안증후군은 중년 여성들에게서 흔히 나타나는 증상으로, 월경과 임신으로 철분이 결핍되기 쉬운 여성의 신체 구조적 특징에서 비롯되고 있다.

또 다른 환경적 이유는 대부분의 여성이 가족 건강에는 민감한 반응을 보이며 발 빠르게 대처하는 반면 자신의 영양 상태나 운동에 대한 관심과 투자는 소홀히 여기기 때문이다. 이것은 나아가 운동 조절에 중요한 역할을 하는 뇌의 도파민 형성에도 큰 영향을 미치며, 다른 질환으로 인해 발생할 수 있는 이차적 하지불안 증후군을 유발할 수도 있다. 그래서 특히 여성들은 자기 몸에 대한 인식이 절실히 필요하다.

불면증 치유의 시작이 되는 주변의 이해와 관심

50대는 여성들이 소위 갱년기로 힘겨워하는 시기다. 앞에서 이야기했던 임 여사의 경우도 매우 복합적인 증상들로 인해 위기에 놓여 있었다. 전형적인 하지불안증후군에, 고부 갈등으로 생긴 우울증과 불면증이 바로 그것이었다. 이부자리를 펴면 가슴이 뛰며 숨이 차올랐고, 자리에 누우면 정신이 말똥말똥해지면서 잠이 싹 달아나곤 했다.

20년간 모시고 살아온 시어머니와의 갈등이 가장 근본적인 문제로 보였으나 좀 더 상담을 해보니, 실은 항상 어머니 편을 들며 말하는 남편에 대한 서운함이 가슴 한구석에 응어리로 맺혀 있었다. 엉켜 있는 감정의 실타래를 풀지 않고 쌓아 둔 격이니 어머니와 아무 문제가 없는 잠잠한 날에도 주부 임 씨는 잠을 이루지 못하게 되고 말았다. 하지불안증후군에 우울증까지 겹쳐 만성 불면증이 되어 버린 것이다.

임 씨의 치료는 일차적으로 철분제와 도파민 성분의 약제를 처방함으로써 불면증을 해소하는 데 역점을 두었다. 그리고 적절한 시기에 스트레스 관리가 이루어지지 않은 듯해서 남편과 함께 내원하도록 해서 수면장애의 근본적인 원인을 분석했다. 특히 남편과의 개별적인 상담을 통해 무뚝뚝한 말투를 고치는 방법 등의 구체적인 노력을 주문했다.

효과는 며칠 뒤에 바로 나타날 정도로 빨랐다. 임 씨는 자신의 스트레스를 남편과 함께 풀 수 있다는 자신감과 더불어 남편에게서 이해받고 있다는 심리적 안정감과 자존감을 얻어서 차츰 편안하고 깊은 잠을 잘 수 있게 되었다.

비단 불면증뿐만 아니라 사람이 앓게 되는 모든 질병은, 의사의 물리적인 치료나 약 처방보다는 곁에 있는 가족들의 따뜻한 관심과 깊은 이해가 가장 빠르고 쉽게 치유한다는 사실을 다시 또 깨닫게 된 순간이었다.

수면 밸런스를 회복하기 위한 4가지 방법

그렇다면 불면증은 구체적으로 어떻게 치료하는 게 좋을까? 치료 방법에 대해 간략하게 정리해보았다. 불면증 치료는 크게 약물 치료와 비약물 치료로 나눌 수 있다. 약물치료는 신속한 증상의 호전을 가져오지만 내성, 의존성과 같은 부작용을 야기한다. 따라서 반드시 전문의와 상담 후 처방을 받아야 한다. 반면 비약물치료는 약물 치료에 비해 증상의 호전은 느리지만, 지속적인 효과를 얻을 수 있고 후유증이 별로 없다는 장점이 있다. 비약물 치료는 행동 치료와 광 치료로 나누어지는데, 행동 치료는 일차성 불면증(정신적 장애나 약물 등이 원인이 아닌 불면증)에 가장 적합한 치료법으로, 이차성 불면증(정신 및 신체 질환과 관련된 불면증)에는 보조적 치료법으로 여겨진다. 일반적으로 행동 치료는 광 치료보다 수면에 드는 잠복기를 단축시키는 효과가 더 강력하게 지속된다. 행동 치료에는 긴장 이완법, 수면 제한법, 자극 조절법, 수면 위생법 등이 있다. 다음 중 자기 자신에게 가장 적합한 방법을 택해 꾸준히 실행해야 한다.

긴장 이완법

불면증 환자들은 낮이나 밤이나 늘 긴장하고 있어서 자연스러운 수면을 스스로 제한하는 경향이 있다. 긴장 이완은 하루 동안 쌓인 긴장도를 가능한 한 낮추는 것을 목표로 한다. 이는 불면증 치료 중 가장 쉽고 효과도 좋다. 긴장을 이완시키는 방법으로 명상과 복식 호흡 등이 있다. 편안히 앉아서 한 손은 가슴에 대고 다른 한 손은 배 위에 댄 상태로 숨을 들이쉴 때 배만 나오게 하고, 내쉴 때는 배만 들어가도록 호흡을 해 근육의 긴장을 줄이면 큰 효과가 있다.

수면 제한법

잠을 오랫동안 자지 않으면 수면을 취할 수 있는 능력이 증가된다는 '수면 항상성 이론'에 기초해 개발되었다. 아무리 잠을 못자는 사람도 오래 잠을 못 자게 고문한다면 자신도 모르게 잠을자게 될 것이다. 잠은 자려고 노력하는 순간에 뇌를 각성시킨다. 노력만 가지고는 절대로 잘 수 없다. 잠을 못 자게 하면 잠들기 위해 하는 노력이 줄어들면서 뇌의 각성도 줄어 오히려 쉽게 잠들수 있게 된다.

자극 조절법

잠자리나 침실이라는 환경적 자극과 취침 시간이라는 시간적자극, 그리고 잠자리에서 걱정을 하거나 책 또는 텔레비전을 보는 등 수면에 부적합한 행동적 자극 등이 불면증의 한 원인이라는 전제하에 시행되는 방법이다. 잠이 올 때만 잠자리에 들면 뇌가 수면 환경에 항상성을 유지하게 되어 쉽게 잠들 수 있게 된다. 치료사와 환자 모두 쉽게 적용할 수 있으며, 긴장 이완법이나 수면 제한법과 비교할 때 실천하기 쉬운 것이 장점이다.

수면 위생법

일차성 불면증이든 다른 원인이든 수면 위생은 수면에 분명히 큰 영향을 미친다. 다음 네 가지는 수면 위생에 대한 상식으로 꼭 알고 실천해야 하는 내용이다.

첫째, 수면은 일주기 리듬과 관련 깊다. 대부분의 사람은 밤 8~12시 이후 잠을 자려는 경향이 있다. 인간의 생체 시계는 생리적, 환경적 영향을 받으면서 고정되는데 일정한 수면시간, 규칙적인 취침 및 기상, 적절한 양의 운동과 빛의 노출이 필요하다. 따라서 긴 시간의 낮잠, 특히 초저녁 잠은 피해야 한다.

둘째, 수면은 나이와 관련이 있다. 인간은 대략 45세가 넘으면 수면의 효율이 떨어지고 자다가 깨는 횟수가 증가한다. 꼭 수면 질환을 앓는 사람이 아니라도 나이가 들면 양질의 잠을 잘 수 없게 된다. 나이가 들면서 나타나는 생리적인 변화를 스스로 이해하고 받아들이는 준비도 있어야 한다.

셋째, 수면은 각성과도 연결된다. 침실은 조용하고 어두워야 되며 애완견 등의 방해를 받아서는 안 된다. 침실은 오직 잠자는 곳이어야 한다. 성행위는 사람에 따라 각성과 졸음을 유발할 수도 있다. 오르가슴을 느끼게 되는 경우에는 졸음을 느끼지만 그렇지 않으면 각성이 되어 잠을 이루지 못하게 한다. 따라서 성관계는 잠을 자기 한 시간 전에 끝내는 게 좋다. 그리고 침실에는 시계를 잘 보이지 않는 곳에 두기 바란다. 자다가 일어나서 남은 시간을 걱정하며 시계를 보면 각성이 증가될 수 있기 때문이다.

넷째, 약물이 주는 영향은 책과 언론 보도를 통해 많이 알려져 있는데 대표적인 것으로 커피, 알코올, 담배 등이 있다. 기호 식품은 개인적 취향과 선택의 문제이기는 하지만 자신의 건강과 가족들을 생각한다면 되도록 멀리해야 하지 않을까?

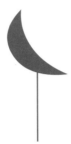

휴식은 쓸데없는 시간 낭비가 아니다. 바로 회복이다.

카네기

제 4 장

수면 밸런스가 깨졌을 때
일어나는 일들

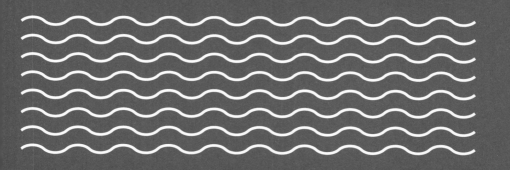

자면서 말하고 움직이는
노인성 잠꼬대

    환갑이 넘으면 각종 심혈관 및 뇌 질환에 걸릴 위험이 높다. 고혈압, 당뇨, 고지혈증과 같은 성인병과 협심증, 심부전, 폐고혈압, 심지어 치매까지 발생할 수 있다. 이런 질병들이 모두 다른 병인 것 같지만 어쩌면 원인은 하나일지도 모른다. 단 몇 분간만이라도 우리 몸은 산소와 영양을 공급받지 못하면 기능이 떨어져 심각한 후유증을 남길 수 있다. 이런 맥락에서 보면 각종 성인병은 산소 부족에서 비롯된 것이라고 해도 무리는 아니다.

치매로 의심받은 배 할아버지

● 치매로 의심되어 병원에 입원하게 된 배 할아버지. 그러나 의외의 검사 결과에 가족들은 어이가 없었다. 주의 깊게 살펴보았더니 배 할아버지는 치매가 아니라 계속 졸린 상태를 유지하고 있는 것이었다. 온종일 비몽사몽 졸면서 보내고 겨우 2~3시간만 맑은 정신을 유지하고 있었다.

무호흡과 수면 중 이상 행동증

수면다원 검사 결과 배 할아버지는 심한 수면 무호흡과 렘수면 행동 장애를 보이고 있었다. '렘수면 행동 장애'란 꿈을 조절하는 뇌간이라는 부위가 노화 혹은 뇌의 퇴행성 질환 때문에 조절되지 않아서 꿈을 꾸는 동안에 소리를 지르고 꿈속의 행동을 실제 따라 하는 질환을 말한다. 이는 노인들에게서 많이 나타나며 파킨슨병과 일부 연관성이 있는

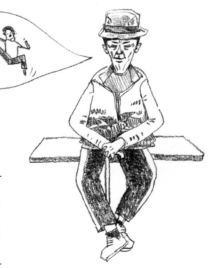

것으로 알려져 있다.

혈관 세포의 내벽은 산소 저하 상태가 오래 지속되면 보상 작용으로 벽의 두께가 점점 두껍게 되고 나중에 탄력을 잃게 된다. 이것이 고혈압이 생기는 주요 원인이다. 코를 심하게 고는 환자에게서 당뇨 증세가 발생할 확률이 높다는 연구 보고도 있다. 당뇨병은 혈중 당의 농도를 조절하는 인슐린이 혈중에서 감소되어 혈당이 올라가는 질환이다. 인슐린은 췌장에서 분비되는데 수면 무호흡으로 산소가 저하되면 췌장의 인슐린 분비에 혼선이 생겨 당뇨병으로까지 이어지는 것이다.

배 할아버지는 적절한 약물치료와 상기도 양압술(코를 고는 부위를 일정한 압력의 공기로 지지해 코골이 및 수면 무호흡을 치료하는 법)을 통해 이제 더 이상 낮에 졸거나 비몽사몽 한 정신 상태로 지내는 시간이 줄어들었고, 그 대신 산책을 하거나 운동하는 시간이 늘어났다. 산책하면서 자연스럽게 햇볕을 쬐는 시간이 많아져 점점 활기를 찾을 수 있었으며, 밤에는 조용히 숙면을 취할 수 있게 되었다.

잠만 잘 자도 건강한 생활의 기본 조건은 갖춘 것이다. 즉, 잠을 못 잔다는 것은 만병의 근원이라고 볼 수 있다. 철저한 수면 관리가 오래도록 건강하게 살기 위한 필수 조건이라는 사실이 다시 한 번 확인된 셈이다.

파킨슨병을 일으키는
렘수면 장애

　바로 앞에서 언급한 렘수면 행동 장애를 조금만 더 짚고 넘어
가겠다. 렘수면 행동 장애는 매우 흥미로운 병이다. 일반적으로
렘수면 단계에서는 몸의 근육들이 모두 이완되어 힘을 쓸 수가
없게 된다. 따라서 아무리 쫓고 쫓기는 꿈을 꿔도 안전하게 그 내
용을 즐길 수 있다. 렘수면 행동 장애가 있는 환자들은 꿈을 꾸는
동안에도 근육의 힘이 남아 있어서 꿈의 내용을 행동으로 옮긴다
는 것이 가장 큰 특징이다.

렘수면 행동 장애가 있는 배우자와 같이 자는 상대는 얻어맞을 수도 있으며, 꿈을 꾸는 장본인도 쫓기는 꿈속에서처럼 도망치느라 자리에서 벌떡 일어나 벽을 치고 들이받아 다치게 될 수도 있다. 60세 이후 노인에게서 많이 생기는 이 병은 여자보다는 남자에게서 더 자주 발생한다. 꿈을 만드는 뇌의 일부인 뇌간(뇌교)에 문제가 생겨 렘수면의 조절이 원활하지 않은 것이 원인으로 알려져 있다.

한 연구 보고에 의하면 이런 렘수면 행동 장애를 나타내는 환자의 60%가 추후 파킨슨병 증세를 보인다고 한다. 때문에 이 병은 신경과 의사들에게 큰 관심의 대상으로 떠오르고 있다. 수면다원 검사를 통해 렘수면 동안 환자의 움직임과 턱 근육의 긴장도를 관찰해서 진단을 내리고, 다른 질환인 수면 무호흡증이나 기면증 등이 함께 나타나는지도 확인하고 있다. 이 치료에는 클로나제팜이나 멜라토닌 관련 약제를 처방하고 있는데, 일단 렘수면 행동 장애가 의심되면 수면 전문의의 정확한 진단과 적절한 치료가 필요하다.

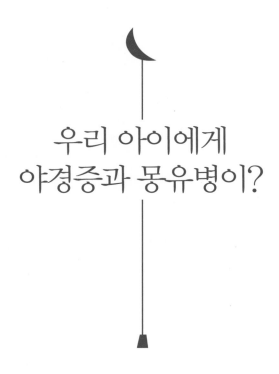

우리 아이에게
야경증과 몽유병이?

한밤에 발생한 소동

● 성민이(11세)의 엄마, 아빠는 3대 독자인 아들 때문에 걱정이 많
다. 성민이가 자다가 벌떡 일어나 머리가 아프다고 소리를 지르
면서 겁에 질린 표정으로 땀을 흘리면서 마구 악을 쓰기 때문이
다. 주로 밤 12시에서 12시 30분 사이에 이런 일이 벌어졌다. 일
주일에 두세 번 정도 한바탕 소동을 벌이는데 처음엔 그냥 나아
지겠거니 하고 두고 보았지만 아이의 발작이 계속되자 여간 심

란한 게 아니다. 게다가 밤에 자꾸 깨면서 제대로 잠을 못 잔 아이는 낮에 학교에서 수시로 졸기도 했다. 아이에게 어디 아픈 데나 문제가 생긴 것은 아닐까?

아이의 잠꼬대, 자연스럽게 받아들이자

잠꼬대는 성인과 어린아이 모두에게 나타날 수 있는 증상이다. 사람마다 편차가 심하기는 하지만 단순하게는 혼자서 중얼거리는 증세부터 다른 사람에게 명령하거나 울부짖는 등 다양한 형태로 나타난다. 이런 잠꼬대는 모든 수면 단계에 걸쳐 나타날 수 있으며 그에 따라 잠꼬대 내용도 달라질 수 있다. 자다가 갑자기 깨서 소리를 지르거나 겁에 질려 울거나 정신을 못 차리는 상태로 돌아다니는 경우도 있다. 하지만 아이의 잠꼬대는 뇌 신경이 발달하는 과정에 있어서 생기는 현상으로, 뇌의 발달이 완성된 성인이 되면 대부분 없어지므로 크게 걱정할 필요는 없다.

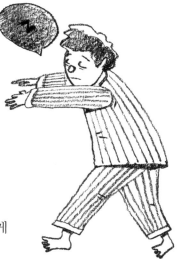

유아나 소아 시기의 수면장애로는 야경증, 몽유병, 악몽이 있는데 병으로 보기보다는 성장 중에 나타나는 일시적인 잠 습관으로 보는 경우가 많다.

야경증은 자다가 갑자기 비명을 지르면서 헛소리를 하고 손짓과 발짓을 하면서 공포에 질리는 행동을 말하는데, 잠에서 깬 뒤에는 자신의 행동을 전혀 기억하지 못하는 게 특징이다. 주로 3~4세 이후 유년기에 많이 나타나며, 잠든 후 3~4단계의 깊은 수면에 접어들고 나서 2~3시간 이내에 증세를 드러낸다.

몽유병은 잠자리에서 일어나 돌아다니거나 상당히 복잡한 행동을 취하는 것이다. 야경증과 마찬가지로 주로 잠든 뒤 2~3시간 뒤에 발생한다. 아이가 무의식적인 상태로 돌아다니다 다칠 수 있으므로 미리 위험한 물건을 치워 두는 것이 좋으며, 집 밖으로 나가지 않도록 창문이나 현관문을 꼭 잠그도록 한다. 몽유병은 야경증보다 조금 늦은 만 5~6세 아이들에게서 자주 나타나지만 이 증세는 야경증과 혼합되어 나타날 수도 있다.

나쁜 꿈을 꾸고 놀라서 깨는 악몽은 야경증이나 몽유병과는 달리 수면 후반부, 즉 아이들이 일반적으로 잠에서 깨기 2~3시간 전에 해당하는 새벽에 잘 발생하기 때문에 무서운 꿈 내용을 곧잘 기억하는 것이 특징이다.

성민이처럼 늘 같은 시간에 야경증 증세가 일어날 때는, 증세가 발생하기 20~30분 전에 미리 한 번 깨운 뒤에 다시 재우는 것도 하나의 방법이다. 그러나 증세가 너무 잦고 몇 년이 지나도 나아지지 않는다면 의사와 상담을 한 후 약물치료를 해야 한다.

성민이는 집안의 3대 독자인데다 늦은 나이에 힘들게 얻은 아이였다. 부부는 아이를 끔찍이 아끼고 있었다. 이러한 지나친 과잉 보호가 아이에게 도리어 스트레스를 유발했던 것일 수도 있다. 당시에는 이들 부부에게 차마 그 말을 해주지 못했는데, 요즘 젊은 부부들의 양육 태도를 볼 때마다 이러한 태도에 아쉬움이 남는다. 아이를 진정으로 사랑하고 아끼는 방법은 멀리 있지 않다. 낮 시간에 지나친 과잉보호는 자제하고 아이가 잠들어 있는 밤에 혹시 우리 아이가 잠 때문에 고통받고 있진 않은지 당장 오늘 밤부터 살펴보는 건 어떨까?

조금만 노력해도 개선되는
아이의 잠버릇

수면 중 이상 행동을 보이는 아이

● 만 다섯 살이 된 만수는 일주일에 3~4번은 엄마를 놀라게 만든다. 그도 그럴 것이 가만히 잘 자다가 어느 순간 일어나서 벽한쪽으로 가서 오줌을 누기 때문이다. 물론 이때 아이는 비몽사몽일 것이다. 만수는 오줌을 누고 나서 방안을 한두 번 휘젓고돌아다니다가 다시 제자리로 와서 잠이 들곤 했다. 어떤 날은오줌을 누지 않고 돌아다니기만 한 뒤, 무슨 소린지 알아듣지도

못하는 말을 중얼거리다가 잠들기도 했다. 즉, 잠꼬대와 몽유병 증세가 동반해서 나타난 경우였다.

수면 습관 교정으로 달라진 우리 아이

예전에 모 방송사에서 아이의 난폭한 행동이나 나쁜 버릇을 바로잡아 주는 프로그램이 부모들 사이에서 큰 화제를 불러 모았다. 통제할 수 없는 지경에 이른 아이의 행동은 빨리 교정해주지 않으면 다른 사람에게까지 피해를 주고 아이를 보다 큰 사고의 늪에 빠뜨릴 수도 있다.

그 프로그램에 등장하는 아이들은 대부분 수면 습관이 좋지 못했다. 부모 양육 방식과 환경적인 요인이 많이 작용한 탓이었다.

만수의 수면다원 검사 결과, 이따금 이갈이도 한다는 사실을 알게 되었다. 앞 사례의 성민이와 다르게 만수는 매우 복합적인 양상을 나타내고 있었다. 만수처럼 잠자는 도중 이상 행동을 드러내는 아이들은 물론 유전적인 요소가 원인일 수도 있지만, 수면 중 뇌파를 자꾸 깨우는 요소가 뇌파를 흥분시켜 행동으로 드러나게 하는 것이 원인이 되는 경우가 많다.

만수의 부모는 맞벌이 부부로 항상 저녁 늦게 들어와서 텔레비전 시청을 하거나 밝게 불을 켜놓고 자기 일쑤여서 만수도 그런 부모의 영향을 받아 늦게 자는 습관이 있었다. 늦게 자는 것은 앞서도 반복해서 이야기했지만 그만큼 수면의 질이 떨어지고 양적으로 수면이 부족하다는 것을 뜻한다. 이는 숙면을 방해하고 한밤중이나 새벽에 자주 깨게 만드는 원인을 제공한다. 만수의 수면 자세를 관찰했더니, 입을 벌리고 엎드려서 자면서 불규칙적으로 코도 고는 모습이 보였다. 수면장애의 전형적인 증상이었다.

나는 만수보다 만수의 부모를 먼저 상담했다. 만수 부모에게 수면 위생 교육에 대해 설명하고 나서 구체적인 실행 지침들을 알려주었다. 즉, 낮에는 가능하면 많이 햇볕을 쬐게 하고, 밤에는 어둠에 노출되도록 일찍 형광등을 끄도록 당부했다. 밤에 일찍 고요함을 맞이하게 했다. 가족 모두가 잠자기 2시간 전에 간단하게 반신욕을 해서 하루의 피로를 풀 수 있도록 했다. 한때 한창 반신욕에 대한 열풍이 불었는데, 실제 이를 습관화하면 보다 짧은 시간내에 깊은 수면을 취할 수 있고 밤중에 깨는 일도 잦아들게 되어 자연스럽게 몽유병과 잠꼬대도 줄어들게 된다.

간혹 아이들 중 축농증이나 비염 등 코가 좋지 않아서 입을 벌리고 자는 경우가 있는데, 이럴 때는 아이가 코 세척을 자주 할 수 있도록 유도해 주고, 옆으로 누워서 자게 하면 그 효과를 증대시킬 수 있다. 물론 어설픈 대처보다는 수면 전문의를 통해 정확한 처방과 진단을 받는 일이 중요한 것은 부인할 수 없는 사실이다.

어린아이들의 수면장애는 부모의 생활 습관이 그대로 반영되어서 병을 키우는 사례가 허다하다. 아이는 간접적으로 부모를 알아볼 수 있는 거울과도 같다. 따라서 부모가 생활 리듬과 수면 습관을 바꾸지 않으면, 그 부분이 아이에게도 고스란히 대물림될 수 있다는 사실을 명심하자.

우울하고 괴로울 때
나타나는 이갈이

톱 배우 최 씨의 말 못 할 고민

이름만 들어도 누구나 알만한 대한민국 톱 배우 최 씨. 뛰어난 미모와 끼를 바탕으로 순식간에 톱클래스로 진입했지만, 그런 그녀에게도 남에게 말 못할 고민이 있었다. 바로 잘 때 심하게 이를 가는 버릇이 있었던 것이다. 심지어 어떤 날은 턱이 얼얼하고 이가 시릴 정도로 심하게 이를 갈기도 했는데, 주변 사람들의 얘기를 들어 보니 피곤하면 증상이 더 심해지는 것 같았다. 치아가 걱정되어 치과에서 상담을 받아 마우스피스를 끼고 잠을 청하기도 했으나 이갈이는 멈추지 않았다. 결국, 그녀는 수면 센터를 방문하게 되었다.

계속되는 긴장에서 벗어나라

수면다원 검사를 해보니 놀라운 사실이 하나 관찰되었다. 이를 갈기 전에 수면 중 뇌가 깨어나는 소견이 먼저 관찰되었고, 깨고 나서 이를 가는 모습이 보인 것이다. 이갈이는 주로 얕은 수면인 2단계 수면에서 관찰되는데 이는 수면 도중의 각성과 관련이 있다. 따라서 숙면을 취하게 되면 이갈이의 빈도도 줄일 수 있다. 최씨의 경우 상기도 저항 증후군으로 인한 수면 중 잦은 각성이 이갈이의 주된 원인이었다. 이와 더불어 이차적으로는 불안과 우울증이 이 가는 증세를 악화시키고 있었다.

이갈이는 보통 어른보다는 성장 과정에 있는 어린아이들에게서 많이 나타나는 편이다. 그러나 일반 성인의 경우에도 심리 상태가 불안정하거나 스트레스가 생기면 이갈이를 하곤 한다. 물론 선천적으로 치아와 치아가 잘 맞지 않는 부정교합을 가진 사람의 경우에는 치과에 가서 별도의 시술을 받아야 한다. 하지만 그런 특이한 경우가 아니라면 음주와 흡연, 특정 약물의 복용 등이 이 갈이의 주범이 되기도 한다.

최 씨는 대중의 인기를 받아야만 사는 연예인이라는 직업적 특수성 때문에 삶 자체가 늘 긴장의 연속이었다. 그러나 남의 이목이나 평판도 중요하지만 인생에 대한 가치관과 균형점을 잘 찾아야만 건강하게 살 수 있다. 우리의 삶을 이따금 '등산'에 비유하곤 하는데 성공이나 인기 역시 올라가면 내려올 날이 있게 마련이다.

나는 우선 최 씨와 많은 이야기를 나누며 심리치료를 시행했고, 호흡 치료와 근육 이완 요법을 병행했다. 얼마 후 최 씨는 편안하게 잠을 잘 수 있게 되었다고 전해왔다. 화려해 보이기만 하는 스타의 뒷모습에는 상당한 아픔과 고통이 있었다.

새벽에야 잠이 오는
지연성 수면리듬장애

늘 졸리고 피곤한 지각 대장 허 씨

회사원 허 씨(26세, 출판사 근무). 그녀에게 지각은 일상이다. 워낙 잠이 많아서 학교 다니는 내내 지각을 밥 먹듯이 했고 회사에 다니면서도 상황은 변하지 않아, 늘 상사에게 혼이 나곤 한다. 누가 깨우지 않으면 주말에는 오후 2시쯤 일어나 밥만 먹고 다시 자는, 다시 말해 먹고 자면서 하루 종일 시간을 보낸다. 문제는 그렇게 자는데도 늘 졸리고 피곤하다는 것이다. 게다가 오후 1시만 지나면 졸음이 쏟아져 20분 정도 낮잠까지 자야 한다. 시간만 나면 졸아 대니 회사에서도 좋게 보일 리가 없다. 지하철에서 졸다가 내려야 할 곳을 놓친 일도 부지기수다. 상황이 이쯤 되니 슬슬 걱정이 되기 시작한다. 잠이 많은 게 무슨 병은 아닌지…

졸리다고 아무 때나 자서는 안 된다

낮에 심하게 졸리다면 그것은 분명히 수면 장애라고 말할 수 있다. 허 씨의 경우 수면시간은 충분했지만 수면의 질에 상당히

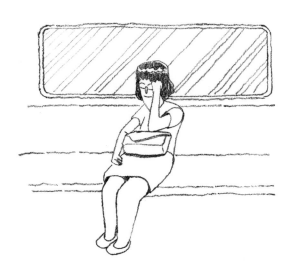

문제가 있어 보였다. 그녀는 밤에 잘 때 약하게 코를 골고 있었다. 수면다원 검사 결과, 깊게 잠들지 못한다는 사실을 알았다. 허 씨는 일반적으로 잠이 부족한 사람들과는 다르게 지나치게 긴 수면 시간이 숙면을 방해하는 것으로 보였다. 졸릴 때마다 수시로 눈을 붙이는 습관이 정말 자야 할 밤 시간에 숙면을 취하지 못하게 만든 것이었다.

상담을 해보니 그녀는 어렸을 때부터 홀로 지내는 경우가 많았다. 부모님이 맞벌이를 하며 식당을 운영하는 동안 특별히 돌보아주는 사람이 없었기 때문에 손님들이 자주 드나들지 않는 방이나 가게 구석에서 잠드는 일이 잦았다. 일하는 부모 입장에서 보면 아이가 울지 않고 잘 자는 게 얼마나 고맙고 편한 일이겠는가?

하지만 늘 사람들로 북적대는 식당에서 잠들었던 어린 시절의 환경이 허 씨의 수면에 영향을 주었던 것이다. 이는 깊은 잠을 들지 못하게 했고, 성장 발달과 성격 형성에도 관여한 것으로 보였다. 부모가 볼 때 좋은 학원에 보내면 성적이 쑥쑥 올라갈 것 같지만 실상 수업 시간에 조는 아이들이 꽤 많다. 허 씨도 그런 경우였고, 사회생활에까지 깊은 영향을 주었다.

먼저 허 씨에게 수면시간을 줄이고 일정한 시간에 잠을 자는 습관을 들이도록 유도했다. 그녀는 1, 2주가량은 무척 힘들어했다. 기존의 생활 패턴에서 크게 달라진 게 없는 것 같다고 불안해

했다. 그러나 수면 일지를 통해 자신의 하루를 점검해 나가면서 점차 활기를 찾아 나갔다. 드디어 한 달 뒤, 허 씨도 일반인들처럼 잠을 잘 수 있게 되었다. 이제 더 이상 회사에서 꾸벅꾸벅 졸다가 구박받는 일을 겪지 않게 되었다. 아침에 지각하는 일도 감쪽같이 없어졌다. 절대적인 수면시간이 줄었음에도 낮에 피곤하거나 졸린 현상도 사라졌다. 허 씨는 수면의 리듬, 즉 밸런스가 얼마나 중요한가를 보여주는 전형적인 예라 할 수 있다.

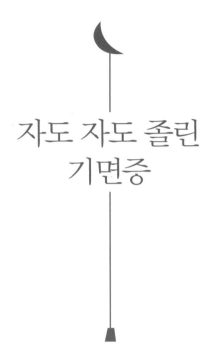

자도 자도 졸린 기면증

주체할 수 없는 낮 졸음

●　고등학교 2학년 동호는 수업 시간에 늘 쓰러져 잔다. 잠이 밀려 올 때는 주체를 할 수 없다. 단 15분이라도 자면 2~3시간이 가뿐하다. 이 증세는 작년부터 시작됐는데 수업 시간에 너무 졸려 선생님 말씀을 제대로 들을 수 없는 지경까지 이르렀다. 친구들에게 놀림을 받아도 잠 앞에서는 어쩔 수가 없었다. 게다가 요사이엔 심하게 웃거나 화가 나면 갑자기 온몸의 힘이 빠져 주저

않는 증세까지 나타나기 시작했다. 아침에 일어나면 정신은 깼지만, 몸이 움직이지 않는 가위눌림 증세까지 생겼다. 이제 공부는 포기다.

시간과 장소를 가리지 않고 찾아드는 수면 발작

종합적인 진단 결과, 동호는 기면증이었다. 기면증은 유전적인 문제와 각성을 조절하는 뇌 부위의 변성 때문에 발생한다고 알려져 있다. 최근에는 기면증의 원인이 뇌하수체의 히포크레틴(수면과 각성 조절에 관여하는 뇌 단백질)이라는 각성과 관련된 신경 전달 물질이 부족해서 생긴다는 연구 결과가 나왔다. 다행스럽게도 이 신경 전달 물질을 합성한 새로운 치료제 개발이 시작되어 현재 신약을 기다리고 있는 중이다.

기면증은 시간이나 장소를 가리지 않고 갑자기 잠에 빠져들기 때문에 '수면 발작'이라고 부르기도 한다. 갑작스런 감정 변화에 의해 힘이 빠지는 탈력발작과 심한 낮 졸음 증세가 있다면 기면증으로 의심해도 무방하다. 그러나 초기 기면증 환자는 탈력

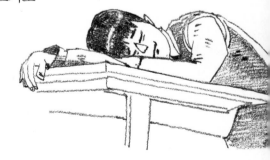

발작 없이 낮 졸음 증세만 보일 수도 있으므로 진단이 쉽지 않다. 때문에 병원을 늦게 찾게 되어 치료가 길어지는 경우가 많다.

기면증의 치료는 행동 수정 요법, 교육, 투약 등의 방법이 있다. 낮 졸음 증상은 중추 신경 자극제나 각성을 증진시키는 약물을 복용하면 어느 정도 효과가 있다. 이런 중추 신경 자극제 계열의 약물이 갖는 공통적인 부작용은 지나치게 예민해지거나 짜증이 나고 진전(수전증), 식욕 저하, 두통, 발한 등이 있으나 그다지 심각한 증상은 아니다. 또한 최근에 나온 약물들은 이런 부작용이 거의 나타나지 않아서 부담 없이 사용할 수 있다.

갑작스러운 감정의 변화, 즉 화가 나거나 우스갯소리를 듣거나 할 때 힘이 빠지는 탈력발작에는 기존의 항우울제를 사용한다. 이들 약물은 체중 증가, 기립성 저혈압, 목마름, 졸음과 같은 부작용이 생길 수 있으나 선택적 세로토닌 재흡수 억제제(SSRI) 계열의 약물들은 부작용이 적으면서 효과가 큰 장점이 있다.

약물 치료뿐만 아니라 행동 수정 요법도 적절히 사용하면 큰 효과를 얻을 수 있는데, 가장 졸린 낮 시간에 10~20분 정도 눈을 붙이면 좋다. 이렇게 짧은 낮잠을 자고 나면 90~120분 정도는 개운한 상태가 유지되므로 낮 시간에 활동할 때 많은 도움이 된다. 또한 잠드는 시간과 일어나는 시간을 꼭 지키고, 깊은 잠을 자기 위해 잠을 방해하는 알코올 섭취나 야간 운동은 피하도록 한다.

기면증은 꾸준한 치료가 필요하므로 환자와 가족을 비롯한 주변 사람들이 먼저 그 증상을 알고 환자를 배려해주어야 한다. 기면증은 다행히 좋은 치료제가 있어서 적절한 치료를 받는다면 일상생활에 큰 문제 없이 회복될 수 있는 질환이다.

혹시 나도 기면증은 아닐까

국내 연구 조사에 따르면 성인 10명 중 한 사람이 심한 낮 졸음으로 고생하고 있다고 한다. 그러나 많은 사람이 낮 졸음을 병으로 생각하지는 않고 있다. 하지만 이를 무방비 상태로 방치해두었다가 만성으로 진행이 된 뒤에 병원을 찾아가면 시간적·경제적으로 더 큰 어려움을 겪게 되기 때문에 각별한 주의가 요구된다.

낮에 참을 수 없는 졸음이 쏟아져서 여러 가지 사고를 낸 적이 있거나, 밤에 많이 자는데도 낮에 자꾸 졸리거나, 짧게 낮잠을 자야만 졸린 증세가 가신다면 기면증을 의심해봐야 한다. 기면증은 주간 졸음, 몸에서 힘이 빠지는 탈력발작, 가위눌림, 잠들 때 보이는 환각, 수면 곤란 등의 증상을 특징으로 하는 질환을 통칭하는 말이다.

현재 세계 전체 인구에서 0.09% 정도가 이 병을 앓고 있다고 한다. 통계에 따르면 국내에도 기면증 환자가 40만 명 정도 있을 것으로 추정되는데, 병원에서 치료를 받고 있는 환자 수는 채 만 명이 되지 않는다. 대부분의 기면증 환자가 자신이 기면증이라는 사실조차 모르는 경우가 많기 때문에 제대로 치료를 받지 못하고 있는 실정이다.

기면증은 드라마나 영화에서 인물과 사건을 결합하는 극적인 요소로 많이 다뤄졌기 때문에 그다지 낯선 병명은 아니다. 길게 머리를 기른 창백한 낯빛의 여인이 수시로 장면은 일종의 보호본 능을 일으켜서 꽤 낭만적으로 보일지는 모르지만, 가상 세계에서 나 가능한 일이다. 실제로 길을 가다가 혹은 수영을 하다가 갑자 기 자신이 잠들어 버린다고 생각해보라. 생명을 위협받을 수도 있 는 위험한 상황에 놓일지도 모른다.

기면증은 밤에 충분히 잤다고 생각되는데도 낮에 이유 없는 졸 음과 무기력감을 안겨 준다. 흔히 졸음과 함께 갑작스럽게 다가오 는데 선잠이 든다든지 착각과 환각에 빠지는 것도 이 병의 특징 중 하나다. 또한, 흥분 상태에서 운동 근육이 이완되어 쓰러지는 경우에도 생긴다. 잠이 들 때나 깰 때 몸이 마비되거나 환각을 보 기도 하는데, 이 증세는 앞에서 말한 것들에서 크게 벗어나지 않 는다.

모든 연령에서 발생할 수 있으나 이르면 청소년기 또는 20대

초반에 시작되며, 30세 이전에 많이 분포되어 있는 편이다. 이 병은 완치는 힘들어도 일상생활에 지장을 받지 않도록 증상을 완화시킬 수 있는 다양한 방법들이 있으므로 조기 치료가 중요하다.

자랑스럽게도 국내 의료진에 의해 세계 최초로 기면증의 원인이 밝혀졌고, 이는 언론의 화제를 불러일으켰다. 삼성서울병원 신경과 홍승봉 교수님이 양전자 방출 촬영장치(PET)를 이용해서 기면증 환자와 일반인의 뇌 활동을 비교했는데, 그 결과 뇌의 특정 부위에서 포도당 대사가 큰 차이를 드러냈다. 이는 사람의 뇌가 포도당을 에너지원으로 사용한다는 사실에서 착안한 것이었다.

똑같은 비율로 그룹을 나눈 위 양측의 두뇌 활동을 비교해본 결과, 기면증 환자들은 일반인들에 비해 뇌의 시상하부, 시상, 전두엽, 두정엽 부위에서 포도당 대사가 현저하게 떨어졌다. 이러한 결과가 나오기 전에는 동물 실험을 통해 시상하부의 히포크레틴(hypocretin)이라는 각성 호르몬이 부족해서 기면증이 생기는 것으로 알고 있었다.

연구팀은 "히포크레틴은 뇌의 포도당 대사와 관련 깊은 호르몬으로, 기면증 환자의 뇌에서 포도당 대사가 떨어진 부위가 바로 이 히포크레틴이 생성되고 전달되는 경로와 연관이 있으리라는 추정이 이번 연구로 확인되었다"고 한 일간지 인터뷰를 통해 밝혔다. 시상하부는 대뇌 중심부에 있는 뇌 조직을 말하는데 각성을 비롯해서 수면, 호흡, 운동, 체온, 식욕 등을 자극하고 조절하는 등 우리 몸의 기초 활동을 관장하는 기관이다. 이로써 기면증 환자에게서 많이 나타나는 탈력발작과 우울증, 기억력 저하의 원인이 밝혀지게 되었다. 앞으로 이와 더불어 수면 치료제 개발에 획기적인 변화가 있을 것으로 보인다.

제 5 장

수면 밸런스
회복을 꿈꾸며

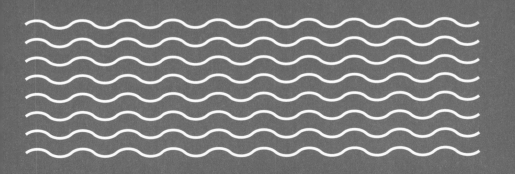

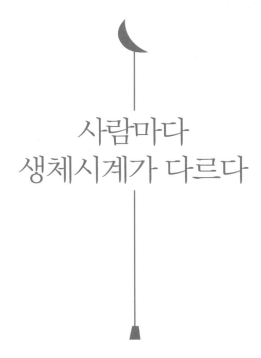

사람마다
생체시계가 다르다

하버드 대학에서 실시한 연구에 따르면 사람의 생체 리듬은 24.3시간이며 자연의 변동 주기인 24시간에 가깝다고 한다. 여기서 말하는 생체 주기란 사람에 따라 차이가 있지만 크게는 일반형(정상형), 저녁형(지연형), 아침형(조기형)의 세 가지로 형태로 구분하고 있다.

일반형(정상형)

일반형은 밤 11시에 잠자리에 들어서 다음 날 아침 6~7시 무렵 일어나서 활동하는 사람들을 말한다. 경제 활동을 하는 대부분의 사람이 이 패턴에 속할 것이다. 물론 회식을 한다거나 야근을 하는 일이 생기면 여지없이 다음 날 피곤해지고, 결국 낮잠이나 주말을 이용해 못 잔 잠을 벌충하게 된다. 일반형은 한 달을 기준으로 볼 때 평균 20일 이상 기상과 취침 시간이 일정한 경우라고 보면 된다.

저녁형(지연형)

저녁형은 통상 야행성이라고 일컫는 사람들이다. 우리나라 학생들의 30%가 여기에 해당한다. 즉, 새벽 2~3시에 자서 아침 늦게 일어나는 유형이다. 이 생체 주기는 뇌의 시신경 교차 상부핵의 유전자 양상에 따라 사람마다 다르게 조절된다. 사람이 태어날 때부터 정해진 것인 만큼 신체 리듬을 강제로 바꾸는 일은 쉽지는 않다. 그러나 나이와 생체 시계를 고려해 점진적으로 변화시켜서 습관을 들이면 큰 부작용을 줄이고 원하는 생체 주기를 만들 수도 있다. 특히 성장기의 청소년은 일반 성인들보다 1시간 내지 1시간 반가량을 더 자야만 두뇌가 원활하게 활동할 수 있다. 하지만 공부를 하다가 늦게 잠들어도 아침 일찍 등교를 해야 하므로 학생들에게는 절대적으로 잠이 부족한 것이 현실이다.

그래서 미국의 어떤 주(州)에서는 학생들의 생체 리듬을 고려해서 1시간 늦게 등교하도록 배려한다고 한다. 우리로서는 그저 부러울 수밖에 없는 대목이다. 미래를 주도해 나갈 청소년들의 수면 건강까지 챙기는 이런 선진국의 적극적인 노력과 정책에 우리나라도 이제 발 벗고 나서야 하지 않을까.

아침형(조기형)

아침형은 저녁 9~10시에 자고 새벽 3~4시에 일어난다. 주로 노인들이 여기에 속한다고 볼 수 있는데, 과학계는 노인들은 시신경 교차 상부핵이 노화하기 때문에 일찍 일어난다고 보고 분석한 바 있다. 어찌 되었든 세 가지 패턴 중에서는 가장 일찍 일어나므로 출근이나 등교에 무리가 없다. 아침형 인간이 사회적으로 각광받는 이유가 바로 이 때문이다.

하지만 아침마다 자명종 시계를 두세 개씩 맞춰 놓고도 여전히 늦잠을 자는 사람이 많다. 잠들고 깨는 시간을 결정하는 생체 시계(biological clock)가 사람마다 다른 것을 어찌하랴!

결국 생체 시계를 무시한 채 모든 사람이 아침형이 될 수 없는 게 당연한데도, 많은 사람이 아침형 인간이 되기 위해 여전히 힘겹게 노력하고 있다. 아침 일찍 일어나면 늦게 일어나는 사람보다 몸도 건강하고 머리도 맑아져서 성공적인 삶에 한 발 더 다가갈 수 있지 않을까 하고 말이다.

아침형 인간 vs 저녁형 인간

앞에서 언급한 내용을 다시 한 번 짚고 넘어가자. 사람의 수면 리듬은 태어날 때부터 유전적으로 정해져 있다. 대부분의 사람은 밤 11시에 잠이 들어 다음 날 아침 7시 정도에 일어나는 수면 리듬을 가지고 있는데, 여기에 가장 큰 영향을 미치는 것이 '멜라토닌'과 '체온'이다. 사람은 보통 새벽 3시경에 멜라토닌이 가장 많이 분비되고 체온은 새벽 5시에 가장 낮게 떨어진다.

아침형은 멜라토닌이 최고점에 오르는 시간과 체온이 가장 낮게 떨어지는 시간이 일반인보다 빠른 사람을 말한다. 이런 아침형 수면 리듬을 가진 사람은 전체 인구의 1% 남짓밖에 되지 않는다. 반대로 멜라토닌이 최고점에 오르는 시간과 체온이 가장 낮게 떨어지는 시간이 일반형보다 더 늦은 사람들이 있는데, 흔히 저녁형 또는 올빼미족이라고 불리는 사람들이 여기에 해당한다. 저녁형은 전체 인구의 5% 정도를 차지한다. 이러한 유형은 주로 유전되는 경향이 있다.

그렇다고 한다면 아침형보다 저녁형 인간의 분포가 비율상 훨씬 많은 만큼 모든 사람이 아침형으로 살기를 바라는 일은 설득력이 없는 말이 된다. 일반형이나 저녁형인 사람이 멜라토닌 분비와 체온을 고려하지 않고 억지로 아침형이 되려고 하면 당연히 잠이 부족하다. 그러다 보면 결국 몸에 여러 가지 균형이 깨지고 문제가 생기게 되는 것이다. 그렇다고 아침형 인간이길 아예 포기하라고 하기엔 아직 이르다.

생체 리듬을 바꾸기에 가장 좋은 시기, 2월

그렇다면 일반형이나 저녁형 인간은 절대로 아침형 인간이 될 수 없다는 말일까? 사람의 몸은 햇빛을 받아야만 비로소 건강한 아침을 맞이할 수 있도록 만들어져 있다. 빛이 있어야 체온이 올라가서 멜라토닌 분비가 억제되고 생체 시계가 작동한다.

물론 해가 짧은 겨울에는 아침 일찍 일어난다 해도 일조량이 적기 때문에 아침형이 되기 힘들다. 그러나 해 뜨는 시간이 점점 빨라지는 2월이 되면 상황은 달라진다. 해 뜨는 시간에 일어나면 자연스레 생체 시계가 앞당겨지고, 동트는 시간이 갈수록 빨리지는 3, 4, 5월을 거치면 새벽에 일어나도 정신이 맑고 몸도 개운한 아침형이 될 수 있다.

그러나 무엇보다 중요한 일은 충분히 푹 자는 것이다. 깊은 잠을 자야 우리 몸의 교감 신경이 안정되고 근육의 피로가 풀리며 기억력도 잘 정리되기 때문이다. 무리하게 일찍 일어나려고 하면 아무리 잠을 많이 자도 개운하지 않고 오후 내내 피곤해진다.

거듭 말하지만, 잠을 방해하는 주요 원인으로는 우울, 불안, 주기적사지운동증, 과도한 카페인이나 약물 복용, 기타 개인이 특정 부위에 대해 느끼는 통증 등 여러 가지가 있을 수 있다. 그 중에서도 가장 흔하게 나타나는 증상이 바로 수면 무호흡증인데, 소위 '코골이'라고 불리는 것이다. 코를 곤다는 것은 다른 말로 표현하면 수면 중 호흡 곤란이 올 수도 있다는 뜻으로 이는 뇌가 깊은 잠을 자지 못하고 1~2단계의 수면밖에 취하지 못한다는 사실을 의미한다. 심하게 코를 고는 사람은 수면 중 산소의 양이 평균 이상으로 줄어들어 심장과 뇌에 부담을 주기도 한다. 따라서 코를 고는 사람은 아무리 잠을 자도 개운하지 못하고 만성 피로와 두통, 소화불량, 어지럼증 등을 호소한다. 결국, 이것은 일상의 활력을 깨뜨리고 나아가 일의 효율성까지 저하시키며, 심한 경우 사건, 사고로 이어져 인간의 목숨을 좌지우지하기도 한다.

수면의 질은 충분히 잠을 자고 일어난 뒤 개운한지 아닌지, 낮에 쉽게 지치거나 의욕이 떨어지지 않았는지 여부로 쉽게 알아볼 수 있다. 만약 자신의 수면의 질에 문제가 있으면 아무리 많이 자도 상쾌하지 못하므로 아침형 인간으로 바꾸고자 하는 일 자체가 무의미해져 버린다.

특히 이런 사람이 겨울에 일찍 일어나려고 마음먹었다가는 실패하기 십상이다. 따라서 아침형이 되고 싶은 사람은 자신의 수면 양과 질을 먼저 확인해 보아야 할 것이다. 그러고 나서 아침 햇살이 좋은 봄이나 여름에 다시 계획을 세워서 일찍 일어나는 일을 시도해도 늦지 않다.

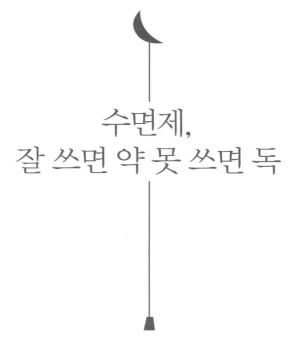

수면제,
잘 쓰면 약 못 쓰면 독

일반적으로 잠이 안 올 때 복용하는 약을 우리는 수면제라 부른다. 그럼 왜 사람들이 수면제 복용을 꺼리고 수면제를 복용하면 큰일이 날 것 같이 생각을 할까? 그 이유는 바로 수면제의 부작용 때문일 것이다.

과거 수면제라 불리던 약물은 주로 항불안제를 말한다. 항불안제란 불안한 마음을 안정시켜 주는 약물을 가리킨다. 즉, 신경안정제를 일컫는다. 불안한 마음은 잠자는 호르몬인 멜라토닌 형성을 억제시켜 불면의 주원인이 된다. 항불안 효과가 있는 수면제를 먹으면 마음이 안정됨과 동시에 몸에 체온이 떨어지면서 멜라토닌 분비가 이루어져 자연스럽게 수면이 상태로 접어든다. 그런데 이런 항불안 효과를 가진 약물(벤조다이아제핀)은 불안만 조절하는 것이 아니라 수면 유도 기능, 그 밖의 근육 이완, 경기나 발작 예방 등의 다양한 다른 작용도 일으켜 원치 않은 효과나 부작용을 발생시킨다. 오랜 기간 사용 시 약물 의존도가 높아지는 것도 부작용 중 하나다. 이런 항불안 효과를 가진 수면제들은 대부분 벤조다이아제핀 계열의 약이다. 과거의 수면제, 즉 벤조다이아제핀 계열의 문제를 보완하고 이 가운데 수면 유도 기능만 선택적으로 작용하게 하여 원치 않는 부작용을 최소화시킨 것이 비벤조다이제핀 수면유도제다. 이러한 수면유도제는 졸피뎀 성분이 유일하며 이는 처방전 없이 살 수 없다. 약국에서 의사 처방전 없이 구입할 수 있는 일반 수면유도제는 정통적인 수면유도제는 아니고 졸림을 부작용으로 동반하는 감기약 계열의 약이다. 그러나 이런 감기약도 무작정 먹으면 안 된다. 불면증에는 반드시 원인이 있기 때문에 원인을 확인하지 않은 상태에서 수면 유도만 한다고 불면증이 치료되는 건 아니기 때문이다. 수면유도제는 전문가의 지시에 따라 원인 치료와 병합하여 복용 횟수를 점차 줄여가는 것이 좋다.

수면제와 기억력의 상관관계

　과거 벤조다이아제핀 수면제는 억지로 뇌파를 졸리게 하여 기억력 저하 및 자고 나도 머리가 띵하고 개운하지 않은 부작용이 있었다. 그 이유는 이런 약물은 잠을 자도 2단계, 즉 얕은 수면만 유도하므로 1, 2, 3, 4단계 및 꿈(REM) 수면으로 이루어진 정상 수면의 상쾌함을 느낄 수 없게 하기 때문이다. 그러나 수면유도제인 비벤조다이아제핀 약물은 수면만 유도시킬 뿐 정상적인 수면 상태를 지속시키므로 뇌 기능이 대체로 양호하게 유지된다. 특히 기억력을 안정시키는 꿈 수면이 유지되는 점에서 과거 수면제보다 기억력 저하의 부작용이 많이 보완되었다. 과거 벤조다이아제핀 계열의 수면제는 코골이, 수면 무호흡, 수면중 호흡장애, 심혈관 고위험자에게 수면 중 호흡 근육의 저하와 혈중 내 산소 저하까지 야기할 수 있어서 신중한 투여가 필요했다.

　최근 모 방송국에서 항정신성 약물 상태에서 취한 듯 운전을 하고 수면 중 이상 행동을 유발해 시끄럽게 문제가 된 약물은 전통적인 비벤조다이아제핀 수면유도제인 졸피뎀이다. 이런 계열의 약물은 전문 기관, 즉 병원, 약국, 보건소 내에서 철저한 관리가 이루어져야 하는데 그렇지 못했다는 점과 최고 용량이 한 알인 이 약을 과량 복용했다는 점에서 문제가 발생한 것이다. 이 약을 복용하고 이상 행동을 보이는 환자들의 특징이 불면증의 근본

원인 치료는 하지 않고 약만 먹고 잠들려고 한다는 것이었다. 그러다 보니 약 효과는 떨어지고, 본인이 의사의 처방 용량을 무시하고 많게는 한 번에 50알 적게는 10알씩 투여하게 되어 부작용이 발생하게 된 사례였다. 아무리 안전성이 확보된 수면유도제라도 한 알 이상을 복용하여 잠 잘 준비가 안 된 상태의 뇌를 억지로 수면 상태로 유도시키면 혼란, 섭식, 이상 행동 등의 부작용을 보일 수 있다. 불면증의 원인에 대해 전문가의 정확한 설명을 듣고 원인 치료와 더불어 정확한 용량의 수면 유도제를 복용하는 환자라면 수면유도제 치료에 불안해할 필요는 없다.

하지만 무조건적인 졸피뎀 복용은 부작용을 유발할 수 있다. 수면다원검사를 통해 불면증의 원인을 파악하고 근본치료를 하면, 졸피뎀을 복용해온 환자도 결국에는 약을 끊을 수 있다. 졸피뎀은 성인기준 한 알까지 복용 가능하며, 용량을 두 알, 세 알 올려도 효과는 동일하고 부작용만 더 가중될 수 있으므로 정량, 정법을 따르는 게 중요하다.

안전한 수면 유도제를 처방받는 방법 및 복용 요령

① 성인 기준 한 알, 용법 및 용량을 꼭 지켜서 복용하자.

② 단기성 불면증(시차 적응 등)은 반드시 의사 처방 하에 약을 받아야 한다.

③ 만성 불면증은 주원인을 찾아 신경학적, 정신학적, 내과적 원인 치료 선행해야 한다. 수면 치료 시행과 동시에 수면유도제는 보조 치료제로만 시행하고 처방받아야 한다.

④ 수면장애 원인에 대한 근본 치료 없이, 단독으로 수면 및 입면을 위한 장기 처방은 금물이다.

⑤ 그 밖의 다음 증상에 해당하는 환자는 처방을 받으면 안 되며, 반드시 의사의 지시에 따라야 한다.

18세 미만의 소아, 폐색성 수면무호흡증후군 환자, 중증 근무력증 환자(myasthenia gravis), 중증의 간부전 환자, 급성 또는 중증의 호흡부전 환자, 정신병 환자, 이 약은 유당을 함유하고 있으므로 약 또는 이 약에 함유된 성분에 대해 과민증이 있는 환자, 갈락토오스 불내성(galactose intolerance), Lapp유 당분해 효소 결핍증(Lapp lactase deficiency) 또는 포도당-갈락토오스 흡수장애(glucose-galactose malabsorption) 등의 유전적인 문제가 있는 환자.

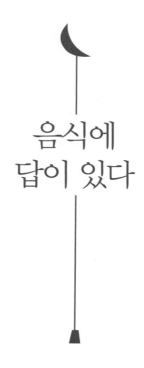

음식에
답이 있다

히포크라테스는 음식으로 고치지 못하는 병은 약으로도 고치지 못한다고 말했다. 세월이 흐르면서 예전에는 없던 새로운 병들이 많이 생긴 것을 보면, 음식으로 병을 고칠 수 있다는 말은 사전 예방 차원으로 해석하는 게 더 설득력이 있을 듯하다. 이와 마찬가지로 숙면을 위해 해로운 음식들만 잘 가려서 먹고, 적당한 양으로 잘 소화시킨다면 병원에 가지 않아도 건강한 삶을 유지할 수 있을 것이다.

수면에 도움이 되는 음식

다행스럽게도 암, 심장병, 당뇨병, 그리고 고혈압 같은 만성 질환을 예방하는 음식이 수면장애 극복에도 도움을 준다. 다음은 숙면에 도움이 되는 음식들을 분류한 것이다. 가정에서 식단을 짤 때 참고하기 바란다.

① 신선한 채소와 단백질

과일, 푸성귀, 채소를 가능하면 많이 먹는 게 좋다. 저녁 식사로는 닭고기와 생선, 또는 식물성 단백질을 섭취하도록 하자. 단백질은 밤 동안의 허기를 달래주고, 신선한 채소 샐러드는 소화를 잘 되게 하여 숙면을 도와준다.

② 섬유질과 곡식류

끼니때마다 한 조각의 섬유질 빵을 먹으면 수면에 도움이 된다. 채소, 과일 등과 함께 먹는 곡식류에서 얻어지는 복합 탄수화물은 암, 고혈압, 심장 질환, 당뇨병에 걸릴 위험을 절반 이하로 낮추어준다. 섬유질과 곡식류는 혈중 콜레스테롤 농도 감소에도 탁월한 효과를 발휘한다.

③ 무기질 제제

칼슘, 마그네슘, 철, 트립토판과 같은 비타민 무기질 제제는 병을 막고 기분을 좋게 해주며 적당한 수면을 취할 수 있게 해준다. 특히 칼슘은 수면 호르몬인 멜라토닌을 만드는 데 많은 도움을 주며 아미노산인 트립토판을 분비시킨다. 그만큼 신경계에 꼭 필요한 영양소라는 뜻이다. 따라서 무기질이 조금만 부족해도 우리 몸은 불면증을 일으키기 쉽다.

칼슘은 모든 종류의 낙농품, 뼈째 먹는 식품, 일부 청색 채소에 들어 있으므로 평상시 꾸준히 섭취해두면 좋다. 철, 구리 마그네슘 또한 수면 중 다리 움직임을 편안하게 도와주고 숙면에 도움을 준다.

철이 많이 들어 있는 음식으로는 푸성귀, 달걀, 간, 선지, 고기, 생선, 아보카도, 아몬드 등이 있고, 마그네슘이 풍부한 음식에는 고기, 해산물 등이 있다.

④ 트립토판

필수 아미노산인 트립토판이 들어 있는 음식을 먹거나 트립토판 보충제를 복용하면 졸음이 오는 것을 어느 정도는 느낄 수 있다. 트립토판 대사에는 우리를 잠들게 하는 세로토닌이라는 신경 전달 물질을 돕는 기능이 있기 때문이다. 다량의 트립토판을 함유

한 음식으로는 따뜻한 우유, 칠면조 고기, 참치, 치즈 등이 대표적이다.

수면에 해가 되는 음식

다음의 6가지 식품군은 수면을 방해할 뿐만 아니라 다른 질병이나 기타 질환에도 해로운 음식이다. 그동안 몸에 밴 식생활을 한순간에 바꾸기는 다소 어려울지라도 조금씩 줄여나가는 노력이 꼭 필요하다는 점을 명심하자.

① 당분이 많은 음식

잠자기 바로 전에 당분이 많이 포함된 간식을 먹으면 숙면에 방해가 된다. 설탕이 든 음식은 처음엔 에너지를 많이 내는 듯 하지만 곧이어 혈당의 불균형을 초래해서 갑작스럽게 에너지를 붕괴시킨다. 지나친 당분은 인슐린 분비를 촉진시키고 평소보다 많이 분비된 인슐린은 머리를 혼미하게 하거나 피곤함을 느끼게 한다. 즉, 수면 리듬에 혼란을 일으키므로 잠자기 전에 단 음식은 될 수 있으면 삼가야 한다.

② 전분

옥수수, 스파게티, 쌀, 감자, 밀가루 등의 모든 전분은 소화가 될 때 설탕으로 바뀌며 그다음에 포도당으로 변하는 특성이 있다. 따라서 많은 양의 전분 섭취는 설탕을 섭취한 것과 동일한 효과를 가져온다.

③ 빵

흰 빵은 항상 피해야 한다. 백설탕과 밀가루로 만들었기 때문에 영양학적인 가치도 없을뿐더러 설탕이 수면을 방해하는 것과 같은 역할을 하기 때문이다. 물론 곡식류가 많이 함유된 빵은 먹어도 괜찮지만, 이때에는 가능하면 구워서 먹도록 하자. 그것이 영양 면에서 훨씬 더 좋다.

④ 카페인

카페인이 많이 포함된 대표적인 기호 식품에는 커피가 있다. 그런데 이 커피가 우리 몸 안에 12~24시간이나 남아 있을 정도로 강력한 흥분제라는 사실을 아는 사람은 그리 많지 않을 것이다. 사람에 따라 다소 차이가 있을 수 있지만, 낮에 커피를 마시면 잠드는 데 더 많은 시간이 소요되며 밤에 자주 깨게 되어 총 수면 시간이 감소된다. 게다가 심장을 빨리 뛰게 하고 이뇨 작용까지 야기하므로 야간에 자주 소변을 보는 사람은 멀리해야 하는 식품 중 하나다.

⑤ 알코올

술을 마시면 밤에 자주 깨고 코를 더 많이 골게 된다. 음주한 뒤 처음 3시간가량은 깊은 잠을 자는 것 같지만, 3시간이 지나면 반복적으로 자주 깨고 얕은 잠만 자게 된다. 따라서 아침에 일어났을 때 개운하기는커녕 더 피곤한 상태가 된다. 술을 갑자기 끊으면 2주 정도는 자주 깨고 더 예민해질 수 있다. 하지만 장기적인 건강한 숙면을 위해 인내심을 가지고 술을 줄여나가야 한다.

⑥ 담배

담배에 들어 있는 니코틴 성분은 카페인과 마찬가지로 우리의 신경계를 자극하는 흥분제다. 그래서 담배를 많이 피우는 사람은 밤에 자주 깨곤 한다. 심지어 담배를 피우고 싶어서 자다가 깨는 사람도 있다고 한다. 자다가 깨어나면 그만큼 다시 잠드는 데 시간이 소요된다. 한 연구에 의하면 흡연은 4단계의 깊은 수면을 방해하는 강력한 요인 중 하나라고 한다. 숙면을 위해서라도 금연은 필수다.

회복 프로젝트 1
수면 밸런스를 위한 하루 수칙

적정한 수면 밸런스를 유지하기 위해 무엇보다 중요한 것은 하루하루 얼마나 규칙적으로 좋은 수면 습관을 유지하느냐다. 매일매일 꾸준히 규칙을 지킨다는 것은 쉬운 일은 아니다. 그러나 일단 습관이 들게 되면, 저절로 깊고 상쾌한 잠을 잘 수 있을 것이다.

① 정해진 시간에 일어나서 밤을 일찍 맞자

불규칙한 식사가 위장병을 부르듯 불규칙한 수면 습관은 생체 시계를 혼란스럽게 해서 급기야 수면 체계 전체를 뒤흔들어 버린다. 깊은 잠을 자기 위해서는 규칙적인 수면 습관을 가져야만 한다.

이때 가장 중요한 요소로 '일어나는 시간'을 꼽을 수 있다. 건강을 유지하려면 늘 같은 시간에 일어나야 한다. 물론 휴일에도 마찬가지다. 아침에 일어나서 해를 본 뒤 15시간이 지나면 멜라토닌이 뇌에서 분비되어 잠이 오게 된다. 일찍 일어나야 일찍 잘 수 있는 것이다. 만약 일어나는 시간이 오전 10시라면 새벽 1시가 지나서 멜라토닌이 분비되므로 일찍 자려고 아무리 노력해도 잘 수가 없다. 해가 떠 있는 낮에는 흥분과 각성을 자극하는 스트레스 호르몬인 코티솔이 분비되어 졸음을 느끼지 않게 된다. 반면 해가 지고 어둑어둑해지면 잠을 유도하는 멜라토닌이 나와 서서히 졸리게 된다. 저녁 시간대에도 형광등 밑이나 아주 밝은 환경에서 늦게까지 일한다면 자극과 흥분에 관여하는 코티솔 호르몬이 촉진되어 잠을 잘 수 없게 된다. 그러므로 밤을 일찍, 조용하게 맞이하는 것이 숙면을 취할 수 있는 지름길이다.

사람은 나이가 들수록 수면 주기를 조절하는 뇌하수체가 노화되어서 일찍 자고 일찍 일어나는 초아침형 인간이 된다. 새벽에 일어나서 화초에 물을 주거나 아침 운동을 하는 어르신들을 볼 수 있는데, 이렇게 시간을 활용하는 방법도 바람직하다. 이럴 땐 수면 주기를 뒤로 밀어내어 늦게 잠자리에 들어야 한다. 오후 늦게나 저녁 식사 이후 산책을 하거나 가볍게 걷는 것도 많은 도움이 된다.

② 낮에 충분한 햇빛을 온몸 가득 받자

낮에 충분하게 햇빛을 보면 밤에 많은 양의 멜라토닌이 분비되어 쉽게 잠이 와서 깊은 잠을 잘 수 있다. 오늘부터 당장 1시간 이상 산책을 해보자. 오후 3시 이전에 햇빛을 받으며 산책을 하면 마음이 밝아지고 우울함도 사라진다.

전날 잠을 제대로 못 자 몸이 피곤하다는 핑계로 하루 종일 누워 있는 것은 숙면을 포기하는 행동이나 다를 바 없다. 잠을 잘 자려면 햇빛과 친해지는 연습부터 해야 한다. 햇빛은 수면뿐만 아니라 정신 건강에도 중요한 역할을 한다. 빛과 그 에너지는 눈의 망막에 있는 1억 개 이상의 광수용체와 시신경을 통해 시각중추, 송과선, 시상하부로 전달되며 뇌 호르몬과 신경 전달 물질을 분비하는 데 영향을 미치기 때문이다.

그 대표적인 호르몬으로 멜라토닌과 세로토닌을 들 수 있다. 낮 동안의 빛은 밤의 멜라토닌 분비를 상승시켜 깊은 잠을 잘 수 있도록 도와주며 항산화 작용에 도움을 준다. 뿐만 아니라 밝은 빛은 기분을 조절해서 세로토닌 활성도를 높여주므로 우울증을 치료하는 데에 탁월한 효과가 있다. 4천 럭스 이상의 밝은 빛을 이용하는 라이트 테라피(light therapy)는 우울증 치료법으로 이미 유럽과 미국에서 많이 사용되고 있다.

우울증이 자살과 밀접한 관계가 있다는 것은 널리 알려진 사실이다. 일조량이 연간 2천 시간 이상인 뉴질랜드나 미국의 캘리포니아, 칠레의 자살률은 10만 명당 6명 이하로 매우 낮다. 유럽에서 일조량이 많은 나라에 속하는 이탈리아나 스페인 역시 6~10명으로 낮은 반면, 상대적으로 일조량이 부족한 스칸디나비아 반도, 스위스, 독일 같은 나라의 자살률은 10만 명당 25명 이상이다. 물론 자살이라는 복잡한 요인이 작용하는 행동을 날씨와 환경이라는 변수로만 설명한다는 점이 다소 무리가 있어 보이지만 인간의 정신과 행동 양식이 날씨와 환경에 많은 영향을 받는 것만은 부인할 수 없는 사실이다.

③ 야간 운동은 절대 금물이다

잠을 못 자는 사람들은 심하게 운동해서 몸을 피곤하게 만든

다음 곯아떨어져 자려고 하는 경향이 있다. 운동 자체는 혈액 순환을 좋게 만들어 주고 긴장감도 떨어트려 주어서 잠자는 데 도움을 주지만 여기에는 반드시 지켜야 할 규칙이 있다.

잠자기 5~6시간 전에 운동을 끝마쳐야 한다는 것이다. 운동 중에는 혈압과 맥박이 올라가고 더불어 각성 호르몬인 코티솔이 증가한다. 코티솔이 감소하고 멜라토닌이 분비되기 위해서는 시간적인 여유가 필요하다. 특히 저녁 시간이나 밤늦게 하는 운동은 결과적으로 잠드는 시간을 늦추는 것이므로 운동은 되도록 낮에 하는 것이 좋다.

운동 중에는 걷기 운동이 가장 좋다. 언제 어디서든지 손쉽게 할 수 있으며 햇볕을 많이 쬐며 걷는 것이 더욱 바람직하다. 그러나 숨이 차게 뛰는 것은 삼가자. 뛰게 되면 세로토닌이라는 신경전달 물질이 나와서 햇빛이 시신경을 자극하는 역할이 차단되므로 햇빛을 보는 효과가 떨어진다.

④ 무리하게 자려고 노력하지 말라

잠은 자려고 노력하면 할수록 달아난다. 잠을 못 자는 사람들에게는 공통적인 특징이 있는데, 바로 낮부터 자야 한다는 강박을 가지고 자기 위해 노력한다는 점이다. 일찍부터 잘 걱정을 하지만 막상 밤에는 잠이 오지 않게 된다. 그럼에도 불구하고 해가 지면 일단 자리부터 펴고 눕는다. 그리고 대부분을 양을 센다. 한 마리, 두 마리, 세 마리… 가끔은 염소도 센다. 1만 마리까지 센 후 다시 거꾸로 세기도 한다. 그렇게 숫자를 세다 보면 어느새 해가 뜬다.

이처럼 잠을 자려는 모든 행동은 각성 호르몬인 코티솔을 자극해서 오히려 잠을 방해한다. 잠은 배고픔과 비슷한 속성이 있다. 노력해서 배가 고픈 게 아니라 시간이 되면 배가 고파지고 밥을 먹게 되듯이, 시간이 지나면 졸리고 졸리면 잠을 자게 된다.

가능하면 침대 가까이에 있는 시계를 치우고 밤을 맞이하자. 자꾸 시계를 보면 마음만 초조해질 뿐이다. 졸릴 때는 무조건 자야 한다. 그렇다면 졸리지 않을 때는 어떻게 해야 할까? 침대에 누워서 10분이 지났는데도 잠이 오지 않으면 뇌는 침대를 놀이터로 착각하기 시작한다. 이곳이 잠자는 곳인지 놀이터인지 순간적으로 헷갈리는 것이다.

잠이 오지 않으면 절대로 침대에 누워서 뒹굴지 마라. 과감히 방에서 나와 소파나 의자에 앉아 책을 읽거나 텔레비전을 시청하다 다시 졸음이 올 때 침대에 가서 눕도록 한다. 잠을 쉽게 자는 습관을 들이는 것도 좋은 방법 중 하나다. 예를 들면 내 경우에는 소파에서 영화를 보다 보면 채 15분을 넘기지 못하고 잔다. 그리고 자다가 잠깐 깨면 얼른 침대로 간다. 양을 세거나 염소를 세는 행동은 오히려 잠을 깨게 만드는 일이 될 수 있다.

⑤ 자기 전에 미리 생각을 정리하자

너무 생각이 많거나 걱정거리가 많은 사람은 그 걱정 자체가 각성 호르몬인 코티솔을 자극하여 쉽게 잠들지 못하는 경향이 있다. 어떤 사람은 하루 종일 온갖 사소한 걱정을 한다. 돈 걱정, 가족 걱정, 날씨 걱정… 심지어 '오늘도 잠을 못 자면 어떻게 하나' 하면서 잠 걱정으로 온종일을 보내기도 한다. 근심 걱정은 잠의 가장 큰 적이 아닐 수 없다.

하지만 사람이 어떻게 걱정 없이 살 수 있겠는가? 이럴 때는 좋은 방법이 하나 있다. 걱정을 해도 체계 있게 하자는 것이다. 하루에 1시간씩 걱정하는 시간을 만들어서 내일 걱정, 일주일 걱정, 한 달 걱정, 일 년 걱정을 하면 오늘 당장 걱정할 일이 줄어들고 마음도 가벼워질 것이다. 그러므로 잠자기 딱 3시간 전에 '걱정의 시간'을 만들어 걱정거리에 대해 생각해보고 그 이후에는 깨끗이 잊도록 해보자.

⑥ 잠이 오기 쉬운 몸을 만들자

체온이 내려가면 졸음이 찾아온다. 잠들기 원하는 시간에 맞춰서 체온을 낮추면 잠이 잘 오고, 깊은 잠을 잘 수 있다. 반신욕이나 족욕은 체온을 올려주고 근육 이완과 긴장을 완화시켜 주므로 잠자기 2시간 전에 이를 실행하면 멜라토닌 분비를 왕성하게 해서 숙면을 취할 수 있게 한다.

그러나 반신욕을 해서 올라간 중심 체온은 2시간 뒤에나 떨어져 멜라토닌을 분비하기 때문에 반신욕은 취침 1시간 이내에 끝내야만 한다. 잠들기 바로 직전에 하면 체온이 떨어지지 않아 쉽게 잠이 오지 않을 수 있으므로 주의하자. 또한, 각성 작용이 있는 음식과 기호품은 피해야 한다. 담배도 불면을 부르는 요인을 만든다. 니코틴은 몸을 각성시키고 신경을 긴장시킨다. 술도 마찬가지다. 술을 먹으면 2~3시간 이내에 바로 잠이 올지 몰라도 깊은 잠은 잘 수 없다. 술을 마신 뒤 3시간이 지나면 결국 다시 깨게 되므로 이후 깊은 잠에 방해가 된다.

그 밖에도 카페인이 많이 들어 있는 커피, 홍차, 콜라, 초콜릿 등도 각성 작용을 하는 식품들로 잠자기 6~7시간 전에는 가급적이 식품들을 먹지 말아야 한다. 또한, 저녁 식사를 너무 많이 먹으면 소화가 어렵고 밤중에 깰 수 있기 때문에 과식은 금물이다. 그러나 자기 전에 너무 배가 고플 때는 그 배고픔 자체가 잠을 방해

하기 때문에 간단하게 배를 채우는 것이 오히려 숙면에 도움이
된다. 이때 부드럽고 연한 두부나 따뜻한 우유, 달걀, 바나나를 조
금 먹도록 하자. 이러한 음식에 들어 있는 트립토판이라는 물질이
잠자는 데 도움을 주므로 허기를 채우는 정도면 괜찮다.

회복 프로젝트 2
지각 탈출 4주 플랜

 아마도 수면장애로 인해 가장 흔하게 겪는 곤란 중 하나는 지각일 것이다. 학생이나 직장인을 막론하고 정시에 자리에 앉아 있을 것을 중시하는 사회에서 수면장애를 겪고 있는 많은 사람이 지각에 대한 강박을 가질 수밖에 없다. 여기에서는 4주 동안의 노력으로 지각에서 완벽하게 해방될 수 있는 방법을 소개한다.

지각 탈출 첫째 주

일단 귀가 시간을 밤 9시 이전으로 맞추려는 노력이 필요하다. 밤늦게 돌아다니거나 늦은 시간까지 과도하게 음주를 하는 것은 수면장애를 불러일으키는 지름길이라는 사실을 명심하기 바란다. 늦게 돌아다니면 망막에 빛이 오래 노출되어서 정작 자고 싶은 밤 시간에 멜라토닌이 분비되지 않는다. 그러므로 되도록 일찍 귀가하자.

집에 들어온 후에는 밝은 형광등이나 컴퓨터 모니터 앞에 20분 이상 앉아 있지 말라. 컴퓨터는 이메일 확인만 할 정도로 사용하는 게 좋다. 그리고 졸리기 전에는 절대로 침실에 들어가지 않도록 하자. 잠자리에 미리 들어가면 침실에서 공상만 하게 되고 딴생각을 하므로 숙면을 도와주는 멜라토닌이 전혀 나오지 않는다.

지각 탈출 둘째 주

밤 9시까지 귀가하는 규칙이 반드시 몸에 배어 습관이 되도록 만들자. 이때부터는 아침에 조금 일찍 일어나 20분 정도 외출을 하도록 하자. 햇볕을 쬐며 걸어도 좋고 벤치에 앉아서 신문을 봐도 좋다. 그러나 절대 뛰어서는 안 된다. 오전에 심하게 몸을 움직이거나 뛰는 등의 운동을 하면 태양광선이 눈으로 들어와 뇌에 전달되어 밤에 멜라토닌을 만드는 작용이 오히려 억제되기 때문이다. 그러니 아침에는 부담 없을 정도로만 산책을 하자. 또한, 점심시간에 되도록 30분 이상 햇빛을 보자. 태양은 잠을 잘 자게 해 주는 비타민과 같다. 그리고 잠자기 2시간 전부터는 족욕을 하자. 반신욕이면 더욱 좋다. 단, 땀이 날 정도로만 하자.

지각 탈출 셋째 주

첫째 주와 둘째 주에 권장한 사항을 다 지켰다면 일찍 잠이 오는 자신의 모습을 발견할 수 있을 것이다. 이를 더욱 증진시키려면 운동을 하면 더 좋다. 하지만 운동은 잠을 자기 3시간 전엔 모두 끝마치도록 하자. 퇴근 후에 바로 운동을 하든가 아니면 점심시간에 일광욕과 더불어 걷는 것 정도면 충분하다.

지각 탈출 넷째 주

이젠 잠도 잘 자고 아침에 일찍 일어났을 때 개운한 자신의 모습이 믿기지 않을 정도로 놀라울 것이다. 이렇게 해도 간혹 잠을 설치거나 오전에 지각하는 일이 있는 사람은 스트레스에 지나치게 민감하거나 수면의 질이 아주 좋지 못한 수면장애일 가능성이 높다.

수면일기를 써보자

스트레스를 스스로 정리하는 차원에서도 좋고, 자신의 숙면 패턴을 기록으로 남겨 놓는 점에서 일거양득의 효과를 볼 수 있는 방법으로 나는 많은 사람에게 수면 일기를 쓰도록 권하고 있다. 수면센터에서 환자들을 대상으로 쓰고 있는 수면 일기는 취침과 기상 시간, 총 수면시간만을 그래프로 나타낸 것인데, 개인적으로 이것보다는 매일 오후나 저녁 식사 후 그날 겪었던 일이나 걱정 됐던 일을 부담 없이 간단한 메모나 일기 형식으로 쓰는 것이 심리적 안정에는 더 도움이 된다고 생각한다. 그날 걱정, 한 달 안에 해결된 걱정, 평생 걱정 등으로 나누어서 일기에 쓰고 자신의 마음속에 있는 모든 것을 내려놓는다는 기분으로 기록한다. 그러면 이후에는 쓸데없는 걱정이나 공상은 하지 않게 되어 과도한 스트레스가 어느 정도는 풀리는 효과를 거둘 수 있다.

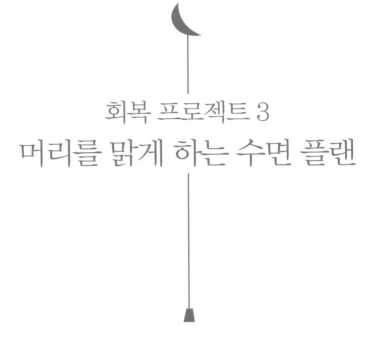

회복 프로젝트 3
머리를 맑게 하는 수면 플랜

① 긴장과 스트레스를 풀자

편안하게 힘을 빼고 누워서 정신을 몸의 한 부분에 집중시켰다가 다른 부분으로 이동시키면서 몸의 근육을 이완시키도록 한다.

② 뇌를 훈련시키자

기억을 이미지화해서 쉽게 잊히지 않게 만든다. 음악을 들으면서 글쓰기, 공상하면서 시 쓰기, 이야기하면서 그림 그리기, 영화 보고 이야기하기 등을 하면 뇌에 좋은 훈련이 된다.

③ 왼쪽 몸을 자주 사용하자

오른손잡이는 좌뇌가 왼손잡이는 우뇌가 발달해 있는데, 이는 몸의 신경체계가 좌우로 엇갈려 있기 때문이다. 평소 잘 쓰지 않는 쪽의 몸을 움직이면 발달이 덜 된 뇌를 자극해준다. 가방 왼쪽으로 들기, 왼손으로 전화 받기, 왼손으로 컵 들기 등이 우뇌에 도움이 된다. 왼손잡이는 반대로 시행하면 된다.

④ 음악으로 활기를 찾자

클래식은 우뇌를 자극하고, 대중가요는 좌뇌를 자극한다. 음악은 사람의 마음을 편안하게 해주고 균형감과 안정감을 주기 때문에 이동 시간이라든가 휴식 시간에 틈틈이 들으면 좋다.

⑤ 혈액 순환을 시키자

나이가 어릴 때부터 두뇌를 자주 사용해야 뇌의 회로가 증가하고 기능이 발달한다. 지능은 꾸준한 훈련과 반복을 통해 우수해진다. 이때 혈액 순환이 잘 되어야만 뇌의 회로가 증가된다.

⑥ 잠으로 뇌를 지키자

하루 종일 지친 뇌를 수면을 통해 휴식하게 함으로써 스트레스를 풀어주고 다음 날 뇌가 더욱 원활하게 활동할 수 있도록 에너지를 축적시켜야 한다.

⑦ 이미지 메이킹을 하자

자기가 원하는 미래의 모습을 머릿속에 떠올리면서 긍정적인 마인드를 갖는다. 자기 암시를 통해 숨어 있는 잠재력을 최대한 끌어올릴 수 있다. 특정 장면이나 그림, 과거 혹은 미래를 떠올리는 것은 창의력과도 연결된다.

회복 프로젝트 4
잠 잘 자는 아이 수면 플랜

　　1~4세 아이를 키우는 집에서 가장 많이 하는 고민 중 하나가 어떻게 하면 우리 아이가 깨지 않고 잘 잘 수 있을까 하는 것이다. 한밤중에 잘 자다가도 느닷없이 깨서 자지러지게 우는 아이들이 의외로 많기 때문이다. 여기에서는 수면에 어려움이 있는 아이들의 문제점과 고쳐야 할 점을 차근차근 짚어보자.

① 수면시간을 바로잡자

수면장애가 있는 한 아이의 평균 취침 시간을 밤 11시, 기상 시간은 오전 10시로 가정해 보자. 숙면을 하게 만드는 멜라토닌 호르몬은 첫 해를 본 다음 15시간 후에 분비되어 잠을 유도한다. 그런데 이 아이의 경우, 기상 시간이 오전 10시여서 밤 12시가 지나야 멜라토닌이 분비되므로 일찍 자려고 해도 잘 수가 없다.

이런 아이들은 늦어진 수면시간을 새롭게 바로잡아야 한다. 우선 하루 30분씩 일찍 일어나는 습관을 들여 수면시간을 앞당겨야 한다. 30분씩 일찍 깨워 햇빛을 보게 만든다. 3일 후에는 오전 8시 30분, 일주일 후에는 오전 8시에 아이를 깨워 기상 시간을 앞당기면 그만큼 취침 시간도 당겨지고 결국엔 아이도 숙면을 취할 수 있게 된다. 또 의도적으로 햇볕을 쬐게 해야 한다. 햇빛을 보면 낮 시간에 멜라토닌 분비가 조금 일찍 중단되고, 저녁에 멜라토닌이 분비되는 시기가 빨라지게 되어 잠을 잘 자게 된다.

② 오후 3시 이후에는 낮잠을 재우지 말자

밤에 제대로 잠을 못 자면 낮에 과하게 잠을 자게 된다. 아이가 일찍 일어나서 잠이 부족한 것은 문제가 되지 않으므로, 되도록 오후 3시 이전에 낮잠을 재우고 그 시간 이후에는 아이와 함께 산책을 나가거나 놀아줘서 아이가 잠들지 않도록 주의해야 한다.

③ 방 안을 촉촉하게 하자

아이가 생활하는 방에는 가습기를 틀거나 빨래를 널어 두어서 실내 습도를 맞춰 주는 게 중요하다. 특히 잠자리가 건조하지 않도록 수시로 체크해 주어야 한다.

④ 스탠드를 켜자

멜라토닌은 어둡고 편안한 환경에서 가장 활발하게 분비된다. 밤 8시가 지나면 형광등은 끄고 백열등을 사용한 스탠드를 켜서 조명을 대신하도록 한다. 텔레비전을 꺼서 실내를 조용하게 만들고 어둡게 분위기를 연출하여 숙면할 수 있는 환경을 만들어 준다.

⑤ 집안을 밝게 하자

낮 시간 동안 충분히 햇빛을 봐야만 멜라토닌이 인체에 흡수가 잘된다. 수면은 물론 성장을 위해서는 적당한 햇볕을 쬐는 것이 중요하다. 집안에 최대한 햇볕이 잘 들게 하고 여의치 않다면 낮 동안 외출 시간을 늘리도록 한다.

⑥ 잠든 뒤 한 시간이 지났을 때 잠을 깨우자

잘 자다가 깨는 것은 깊은 잠을 자는 동안 각성이 일어나기 때 문이다. 잠이 들고 한 시간 후에 미리 깨워서 밤새 숙면할 수 있도 록 도와준다.

⑦ 취침 2시간 전에 목욕을 시키자

잠들기 2시간 전에 체온이 떨어지면 멜라토닌이 한꺼번에 분비 되어 숙면을 취할 수 있게 된다. 대략 저녁 7시 정도에 미지근한 물로 목욕을 시켜주면 잠자리에 들었을 때 쉽게 체온이 떨어져 깊은 잠을 잘 수 있다. 잠들기 30~40분 전에 따뜻한 우유를 먹이 는 것도 도움이 된다.

모든 건강의 근원은 숙면에 있다

수면 밸런스

초판　1쇄 발행 2016년 12월 23일
초판 13쇄 발행 2024년　9월　1일

지은이 한진규
펴낸이 김선식

부사장 김은영
콘텐츠사업2본부장 박현미
책임편집 박현미　**책임마케터** 문서희
콘텐츠사업5팀장 김현아　**콘텐츠사업5팀** 마가림, 남궁은, 최현지, 여소연
마케팅본부장 권장규　**마케팅1팀** 최혜령, 오서영, 문서희　**채널1팀** 박태준
미디어홍보본부장 정명찬　**브랜드관리팀** 안지혜,.오수미, 김은지, 이소영
뉴미디어팀 김민정, 이지은, 홍수경, 변승주, 서가을
지식교양팀 이수인, 염아라, 석찬미, 김혜원, 백지은, 박장미, 박주현
편집관리팀 조세현, 김호주, 백설희　**저작권팀** 한승빈, 이슬, 윤제희
재무관리팀 하미선, 윤이경, 김재경, 임혜정, 이슬기
인사총무팀 강미숙, 지석배, 김혜진, 황종원
제작관리팀 이소현, 김소영, 김진경, 최완규, 이지우, 박예찬
물류관리팀 김형기, 김선민, 주정훈, 김선진, 한유현, 전태연, 양문현, 이민운
외부스태프 표지·본문디자인 여치srladu.blog.me

펴낸곳 다산북스　**출판등록** 2005년 12월 23일 제313-2005-00277호
주소 경기도 파주시 회동길 490 다산북스 파주사옥
전화 02-704-1724 **팩스** 02-703-2219 **이메일** dasanbooks@dasanbooks.com
홈페이지 www.dasan.group **블로그** blog.naver.com/dasan_books
종이 한솔피엔에스 **출력** 민언프린텍 **제본** 정문바인텍 **후가공** 평창P&G

ISBN 979-11-306-1075-7 (03510)

다산북스(DASANBOOKS)는 독자 여러분의 책에 관한 아이디어와 원고 투고를 기쁜 마음으로 기다리고 있습니다.
책 출간을 원하는 아이디어가 있으신 분은 이메일 dasanbooks@dasanbooks.com 또는 다산북스 홈페이지 '투고원고'란으로
간단한 개요와 취지, 연락처 등을 보내주세요. 머뭇거리지 말고 문을 두드리세요.